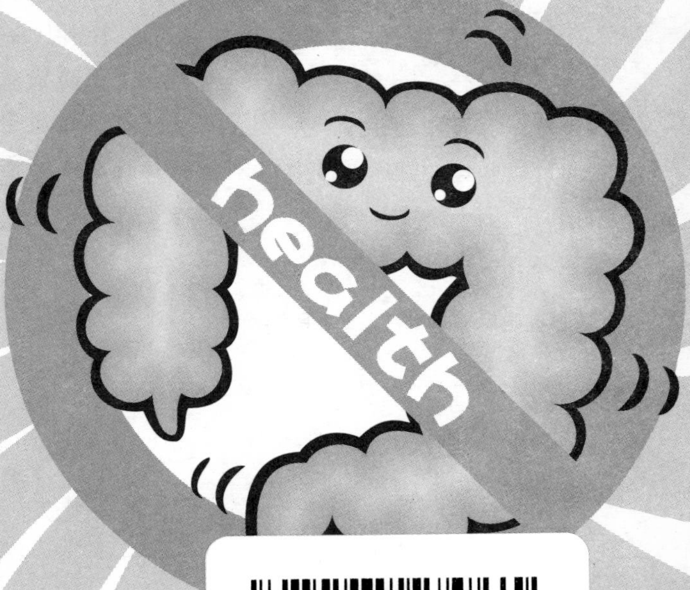

张昌钦◎编著

肠保健

与肠病康复

西安交通大学出版社
XI'AN JIAOTONG UNIVERSITY PRESS

内容简介

本书介绍了肠作为重要消化器官与人体健康的关系，重点讲解了一些常见肠病的诊断和检查要点、治疗方法、预防措施、家庭护理、心理护理、饮食调养及康复锻炼等。其内容科学实用，适合广大读者和病友阅读，亦可供临床一线医护工作者对患者及其家人实施健康教育时参考。

图书在版编目(CIP)数据

肠保健与肠病康复/张昌敏编著. 一西安：西安交通大学出版社，2012.10
ISBN 978-7-5605-4436-6

Ⅰ.①肠…　Ⅱ.①张…　Ⅲ.①胃肠病-防治
Ⅳ.①R57

中国版本图书馆 CIP 数据核字(2012)第 142936 号

书　　名　肠保健与肠病康复
编　　著　张昌敏
责任编辑　吴　杰

出版发行　西安交通大学出版社
(西安市兴庆南路 10 号　邮政编码 710049)
网　　址　http://www.xjtupress.com
电　　话　(029)82668357　82667874(发行中心)
(029)82668315　82669096(总编办)
传　　真　(029)82668280
印　　刷　陕西宝石兰印务有限责任公司

开　　本　880mm×1230mm　1/32　**印张**　5.25　**字数**　115 千字
版次印次　2012 年 10 月第 1 版　2012 年 10 月第 1 次印刷
书　　号　ISBN 978-7-5605-4436-6/R·236
定　　价　17.00 元

读者购书、书店添货、如发现印装质量问题，请与本社发行中心联系、调换。
订购热线：(029)82665248　(029)82665249
投稿热线：(029)82665546
读者信箱：xjtumpress@163.com

前言

Foreword

胃肠乃人体健康之本，胃肠有病则百病生。肠既是消化器官，也是人体最大的免疫器官，人体70%的免疫功能配置在肠道，所以，肠道被称作“身体健康的第一道防线”。“肠道年龄”是近年来继生理年龄、心理年龄之后为大家所津津乐道的“第三年龄”。肠道年轻健康了，人体的后天之本也就有了保障，所以要重视我们的“第三年龄”哟！

近年来，由于生活方式不健康、饮食习惯改变、精神压力大、环境恶化等多方面因素，导致相当多的一部分人的肠道长期处于亚健康状态，肠病发病率逐年攀升。过去，45岁之后才是肠病的高发年龄，如今，70%的二十多岁年轻人已经肠病缠身了。

我国肠癌发病率由20年前位居所有肿瘤的第六位上升到现在的第三位，仅次于肺癌、胃癌。而且，中国的肠癌年轻化趋势特别明显，美国人肠癌平均发病年龄是69.8岁，而中国人是48.3岁。我国每年新发肠癌病例高达40万，45岁以下的肠癌患者超过三分之一，甚至20多岁的肠癌患者也不鲜见。由于肠癌隐蔽性强，80%以上的肠癌患者最初都曾被误诊为肠炎，不少患者就诊时已错失最佳治疗时机，肠癌正无声无息地进入许多家庭。关爱肠道，捍卫肠健康已经刻不容缓。

近年来医学研究发现，在肠保健和肠病康复过程中，心理调适越来越显得重要了。科学家也将肠道神经系统称为第二大脑，或者叫做腹脑，提示肠病的发生和预后与情绪有莫大的关系。如果患了肠病一味沉浸于痛苦之中，就不会有所作为，甚至会陷入绝望境地。只有那些懂得化解痛苦，并在痛苦中积蓄力量的人，才会给自己宝贵的生命赋予新的活力。

基于科普宣传服务于大众的宗旨，笔者编写了这本书，内容包括最基本的肠道有关知识的介绍、常见的肠病信号、肠病检查与诊治的医学知识、肠保健康的护养窍门。了解我们的肠道，正确认识肠病，重视预防，积极治疗，这才是对自己最好的关爱！希望我们医者的关爱之心能通过这本读物传达到您。

张昌敂

2012 年 2 月 15 日于武汉

世界卫生组织的《阿拉木图宣言》提出了：健康不是人权，而是自我责任，基本保健应通过自我保健和自我医疗来达到。

目录

Contents

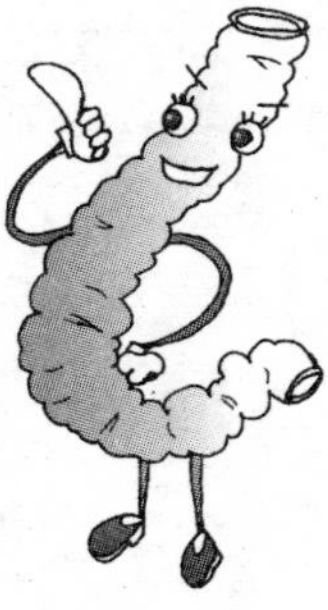

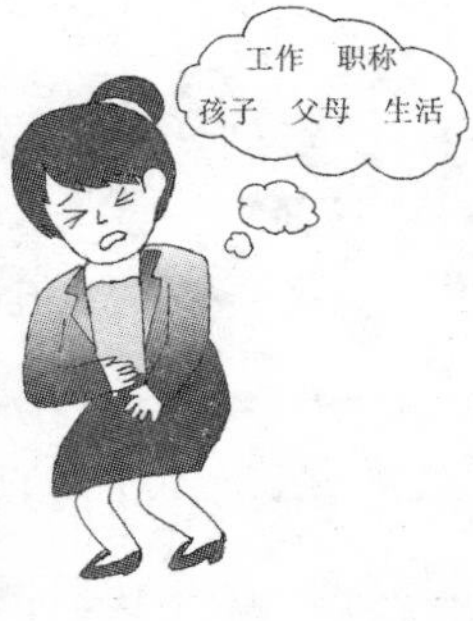
工作 职称
孩子 父母 生活

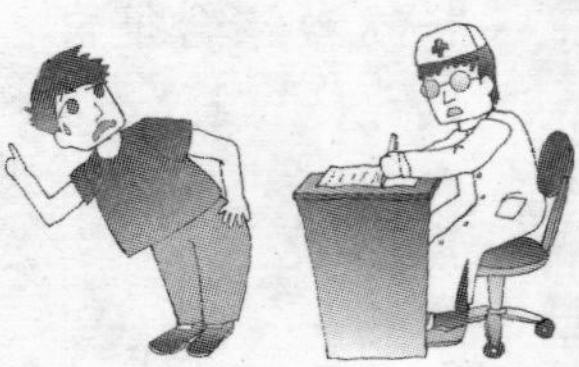

十一、腹泻多因 辨析分明

十二、畅达心绪 肠安无虑

十三、起居有序 肠安无忧

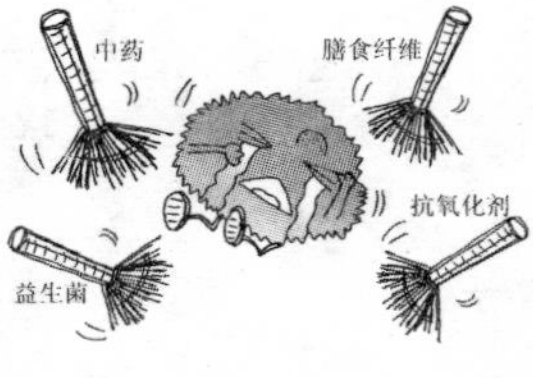

十四、药膳佳品 为肠减龄

十五、运动健肠 捍卫健康

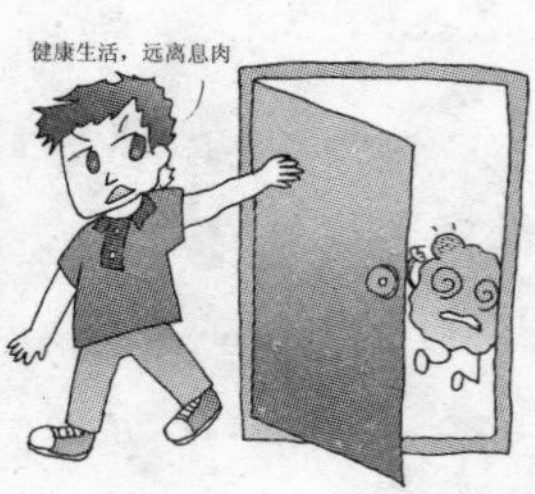

一、聊肠护肠 关系健康

肠道是身体中最劳累的器官之一，每天要做大量的工作，以提供人体所需的足够养分。肠道还是人体内最大的微生态系统，共有400多种菌群。肠道是免疫系统最大的免疫屏障，只有肠道健康了，人体才能真正健康起来。

肠的自白——我的组成

我的名字叫肠，虽然此肠非彼“长”，但可以自豪地说：我是消化管中最长的一段，因为我的头连着胃的幽门，而我的尾巴已经到了肛门口。同时我也是功能最重要的一段消化管。不是我自吹自擂，了解一下肠的结构和作用您就会对我刮目相看了。

我的结构包括小肠、大肠、直肠和肛管四个部分。

小肠为消化管中最长的一段，也是消化吸收的主要场所。小肠盘曲在腹腔的中、下部，上接幽门，下续盲肠。小肠分为十二指肠、空肠、回肠三部分。其中，十二指肠与胃相连，易受胃酸和消化酶的侵蚀而发生溃疡。小肠全长约5～7米，表面积大，食物中的大部分营养在这里被吸收，所以小肠一旦患病营养物质的吸收就会减少。

大肠分为盲肠、结肠两个部分。盲肠就是阑尾，大家熟知的“阑尾炎”就是指这里发炎了。结肠按部位分为升结肠、横结肠、降结肠和乙状结肠4部分。由于结肠中主要是大量细菌、食物消化吸

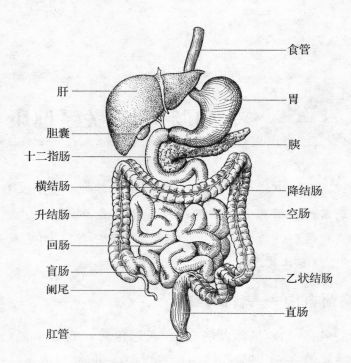

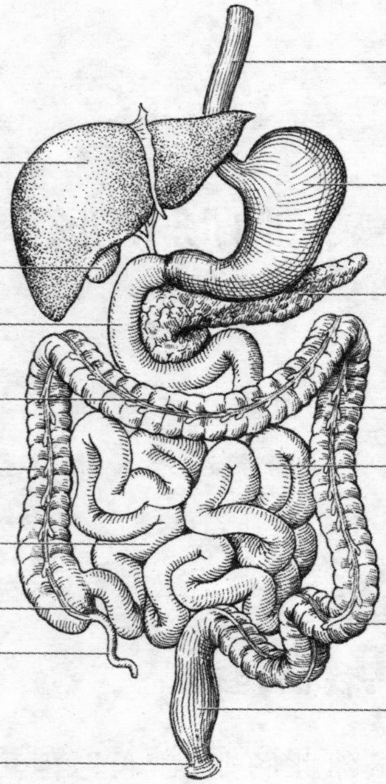

收后的残渣废料，甚至是“坏”细菌和有害废料，会对肠道有损害作用，故结肠是肠息肉、肠结核、溃疡性结肠炎的好发部位。

直肠全长约 12～15 厘米。上接乙状结肠下至齿线处与肛管相连。直肠是癌肿的好发部位，应给予关注。直肠下端扩大的部分为直肠壶腹，具有储存粪便的生理功能。由于直肠末端黏膜下组织疏松且静脉丛血管易发生曲张故会形成柔软的静脉团——痔疮。

肠的自白——我的作用

科学家有这样一句话彰显了我的功劳：“身体的健康取决于肠道的活动性”。人体大量的消化作用和几乎全部消化产物的吸收都是在肠内进行的，人体所需要的几乎全部营养物质靠肠道消化吸收提供，所以，我是人体生长发育的第一大功臣。

当人体吸收完营养后，没用的食物残渣、身体里某些没用的废弃物以及大量的“坏”细菌被遗弃在肠道里面，这时就必须要通过我的加工，使它们变成粪便排出体外，以保证人体内的清洁卫生，您说我的工作重要不重要！

除了消化吸收的功能外，我还是人体“身体健康的第一道防线”呢！常言道：“病从口入”，大部分病菌都是从嘴里吃进去的，并且细菌进入人体各处主要途径就是从我这里开始的。我有大量的有益菌群，这些“好”细菌是捍卫身体健康的“主力军”，当致病的“坏”细菌入侵时就会受到“好”细菌的顽强抵抗，使“坏”细菌不能进入血液循环侵入人体其他器官，这样身体自然就不会生病了。您说我的功劳大不大！

另外，我还是多面手，例如在疾病的自愈能力方面，我扮演了很重要的角色。德国国家科研机构在2001年的一份研究报告中称：“如果能治疗疾病的物质都称作“药”的话，人体自身是可以产生一万多种“药”！而这一万多种药有百分之七十以上是在肠子

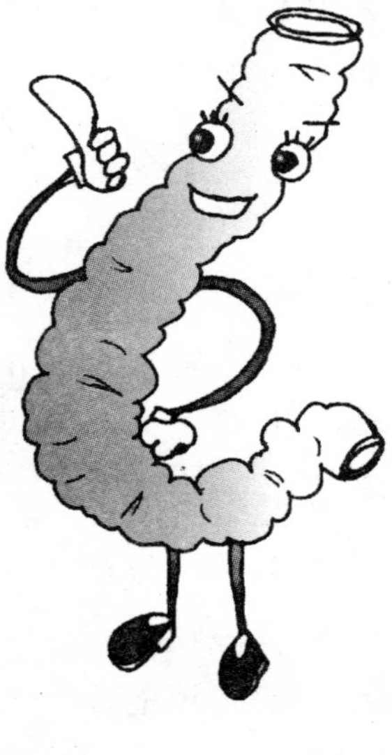

中。一般的疾病靠这些“药”完全就可以治愈”。

所以，我可以不谦虚地说：正是肠道的运动支持了整个机体的生命活动。

神奇的肠微生物世界

电影《非诚勿扰》里开篇有句话“二十一世纪什么最贵——和谐！”同样，在机体内和谐也是不可或缺的。肠道菌群在人体机能运行中，作用大矣！

人体和许多微生物共同生活，大多数的情况下是相安无事的。人体中大多数微生物生活在肠道里，其中大多数是细菌，还有一些真菌和原生生物。在人的粪便中，大约有60%的干重是细菌。现在，就让我们放低姿态，走近肠道的微生物世界里，看看它们在干些什么？

肠道细菌中有好细菌和坏细菌。好细菌（如乳酸菌）能保护人体健康。坏细菌（如大肠杆菌）则有可能让人染病。

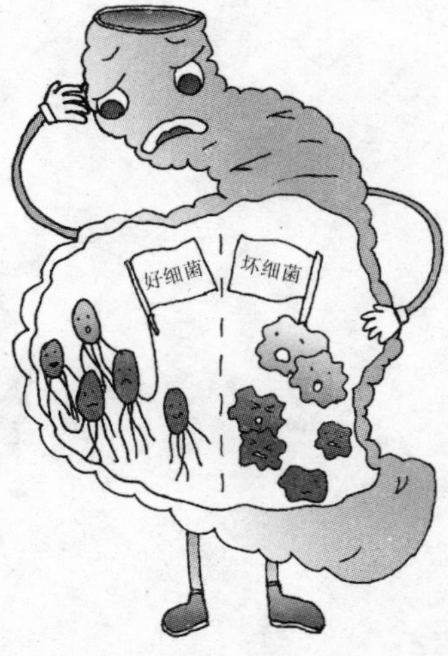

从好的方面看，肠道细菌并不是单纯的“寄生物”，它和人体是互利互惠的关系，对人体健康有着至关重要的作用。肠道细菌能产生可以降解一些碳水化合物的酶，这些降解产物可以被人体利用。如果缺少这些细菌，人体可能无法降解一些营养物质。比如说人体需要特定的细菌才能降解牛奶中的高含量乳糖，缺少了这些特定的细菌可能就会患“乳糖不耐症”，这就是为什么有些人一喝新鲜牛奶就会腹胀、腹泻的原因。

肠道细菌还会产生一些营养物质，比如维生素K、维生素H、叶酸等，还能帮助人体吸收钙、镁、铁等微量元素。人体对脂肪的吸收和储存也与肠道细菌有很大的关系，研究发现肥胖症患者的肠道菌群与正常人不同。

肠内菌群还会阻止有害细菌的繁殖，保护人体健康，方法之一是产生乳酸，把坏细菌“酸死”。一些细菌还可以帮助防止肠炎的发生。

人体肠道细菌甚至还会对人体产生一些更“直接”的作用，它可以加快肠道表皮细胞的生长，控制它们的分化。它们还可能会促进肠道附近的淋巴细胞的生长。肠道菌群会刺激人体肠道免疫系统的发育，并且不断“训练”它，让它增加“分辨敌我”的能力。

肠道细菌还与防止人体过敏有关，经过肠道菌群合理“训练”的人体免疫系统不会轻易做出过激的反应，也就能够正确分辨敌我，不至于盲目“清剿”了。

总之，随着科学技术手段的日新月异，我们对肠道细菌的了解将会更加清晰。

测测自己的肠龄

(1)大便干燥

(2)大便的颜色更接近黑色

(3)排出的粪便沉在便池水底

(4)排便不畅

(5)有吸烟、酗酒的习惯

(6)睡眠质量不好或睡眠不足

(7)脸色偏黄、暗淡

(8)肌肤粗糙,易长痘痘

(9)常常坐着,缺乏运动

(10)工作压力很大

(11)不吃早饭

(12)特别喜欢吃肉

(13)吃饭时间不固定

(14)不喜欢吃蔬菜和水果

自检结果:

0～3个:肠龄等于或小于实际年龄。肌肤也保持着水润光泽。

4～8个:肠龄比实际年龄大5岁左右。或许现在还没有明显的感觉,但不克服这些习惯的话,不久就可能排便不畅,肌肤也会出现问题。

9～12个:肠龄比实际年龄大10岁左右。肠内环境已相当恶劣,肠道已经开始变老了。脸部肌肤可能会出现粗糙和色斑等。

13个以上:肠龄比实际年龄大15岁左右。肠子已经像个"高龄老人"了,若还不改变生活习惯,会发生更严重的肠道问题。

小贴士

在正常情况下,"肠道年龄"应该和生理年龄相差不大,而许多节食减肥者却出现了"肠道年龄"与生理年龄极不相称的情况。个别20岁的女性已出现了40岁的肠道。因长期持续的通过节食减肥,很容易导致肠道内有益菌群减少,而有害菌群却在增加,最终导致肠道菌群失调,进而使肠道功能老化。

宿便的危害

人的肠子有8～10米长，并且千褶百皱，人体即使每天都在解大便，也总会有一些食物残渣滞留在肠道的褶皱内。

在肠道细菌的“辛苦工作”下，食物残渣腐败、发酵、干结，日积月累，这些食物残渣最终形成厚达5～7毫米，重达数公斤的黑色、恶臭、有毒的物质，像锈一样牢牢地粘贴在肠壁上，慢慢侵蚀着我们的身体，这就是宿便——肠健康之大敌。

宿便的九大危害为：

(1)宿便是人体肠道内一切毒素的根源。“一日不排便，胜抽三包烟”。宿便所产生的大量毒素被人体吸收后，将降低人体免疫力，诱发各种疾病。

(2)宿便会引起肛肠疾患，导致排便困难。粪便干燥，可直接引起或加重肛门直肠疾病，如直肠炎、肛裂、肛瘘、痔疮等。

(3)宿便易引发肠癌。肠癌很可能是因便秘而使肠内致癌物长时间不能排除所致，严重便秘者约10%患肠癌。

(4)宿便易形成粪便溃疡。较硬的粪块压迫肠腔，会使肠腔狭窄，使直肠或结肠受压而形成粪便溃疡，严重者可引起肠穿孔。

(5)宿便诱发心脑血管疾病。关于因便秘而用力增加腹压，屏气使劲排便造成的心脑血管疾病发作的报道有逐年增多趋势，如诱发心绞痛、心肌梗死、脑出血、猝死等。

(6)宿便中的毒素被肠道反复吸收，通过血液循环到达人体的各个部位，导致人面色晦暗无光、皮肤粗糙、痤疮、口臭、腹胀、腹痛、痛经、月经不调、心情烦躁等。

(7)宿便堆积导致人的排泄系统失调，肠道内的食物残渣不能及时排出，积存在肠道褶皱内产生毒素并被肠壁吸收。

(8)宿便易使妇女发生痛经、阴道痉挛，并可产生尿潴留、尿路感染等症状。

(9)宿便影响大脑功能。久滞于肠道中的残渣在细菌的作用下,产生大量有害物质,如甲烷、酚、氨等,这些物质部分扩散进入中枢神经系统,干扰大脑功能,突出表现是记忆力下降、注意力分散、思维迟钝等。

小贴士

美国《科学》杂志登了一篇文章，发现乳腺癌妇女很大比例都有便秘。研究发现严重便秘后肠道菌群里的有害菌长得特别多，其中有一种杆菌的代谢产物类似于雌激素，吸收后作用于乳腺，导致乳腺癌发生。这也证明了中医说便秘是万病之源的道理。

惨痛的肠病教训

肠子是人体主要的消化器官,人体所需要的营养物质99%由肠道消化吸收。近年来发现,相当一部分年轻人的肠道年龄已经步入老龄化阶段,肠道疾病发病率逐年攀升。我国肠病的发病率仅次于感冒。

在过去通常认为,45岁之后才是肠道疾病的高发年龄,但如今70%的二十多岁年轻人已经患有肠病了。

对于上班族而言,工作压力加重,情绪波动加剧,以及日常饮食的不规律,都会无形中增加肠负担,引发肠道亚健康。

随着饮食西化,不健康的生活方式等因素,每年有超过10亿人次发生腹泻或便秘,有三千多万人承受着慢性顽固性肠道疾病的困扰。而便秘和腹泻是肠健康受损最常见两大症状,已经成为困扰貌似健康的大众群体的普遍问题。

并且便秘不再是大人的专利，调查发现：有5%的小学生一周排便一次，原因居然是家长害怕孩子上学迟到，早上总是催着孩子去学校，埋怨孩子在厕所里浪费时间，结果让孩子晨起解便的良好习惯化为乌有了。

肠病是万病之源，几乎所有的慢性疾病都与肠道有关，包括高血压、糖尿病、高胆固醇、肥胖、老年痴呆、各种癌症等。

我们再看一下这些资料：麦当劳全球总裁查理贝尔先生45岁就因肠癌辞世（舆论说："汉堡是他英年早逝的原因"；台湾歌星蔡琴的前夫、台湾著名导演杨德昌也罹患肠癌去世；天使一般的著名影星奥黛丽·赫本也是患肠癌去世的；几年前上海均瑶集团总裁王均瑶先生因肠癌去世时才38岁……他们的人生的奋斗与美好都因肠癌而止步。

欠缺"肠"识与病为邻的教训沉痛啊！令人遗憾的是，了解肠道基本护养知识并能够主动呵护肠道，积极进行肠保健的人并不多啊！奉劝大家：重视肠健康，就从今天开始。

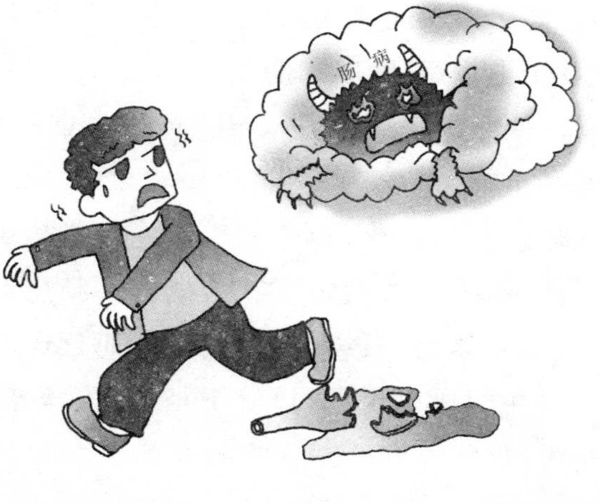

不容忽视的肠保健知识

肠道不仅是消化器官，也是人体最大的免疫器官，肠道掌管着人体70％以上的免疫功能，牵一“肠”就会动全身。

肠病也是“万病之源”，如长期便秘易产生毒素，被吸收入血液后，对心、脑、肝、肾等重要脏器都会造成危害，引发多种疾病。

近些年，有人提出了“肠道年龄”，也就是说，肠道内菌群也会随着年龄变化来反映体质状况。有些人很年轻，肠道内微生态环境却失去平衡，导致肠道提前老化。

不健康饮食习惯是影响肠龄的首要因素，如吃的食物过于精细，进餐不规律等，加上缺乏运动锻炼、运动量小等原因，可致使肠胃的消化、蠕动功能减弱，极易引起便秘，使肠道内菌群微生态发生改变，有益菌群减少，有害菌群增殖而影响身体健康。

情绪的波动也可以左右肠道的健康，这是因为肠道和中枢神经关系密切，中枢神经控制着肠道内的分泌状况，两者相互作用，精神异常波动会影响肠功能。

一些负面情绪，如过度紧张、焦虑、压抑、恼怒等，会导致激素分泌紊乱，引起肠运动功能变化和紊乱。肠内平衡被打破，使有害菌增加，产生大量毒素，导致肠病的发生。冲动、愤怒、焦躁等性格的人更容易出现便秘、肠胃不适等，而随着肠内毒素积蓄、增多，更多的肠问题暴露出来。

肠作为人体重要的消化器官，就好似一台柴油机里面的导油管。一旦出了故障，那么整台机器就会瘫痪。肠病会影响身体正常的营养补充、毒物排泄，最终会拖垮身体，而且还会引发身体其他器官疾病的发生。所以说：肠道健康是个宝，营养排毒都重要；无病是福莫小瞧，疾病预防要趁早。

二、防御肠炎 切莫拖延

强健体质是抵御包括肠病在内所有疾病最坚固的防线。平常注意饮食卫生，控制情绪，保持心态平和，加强锻炼，可增强体质并有助于预防肠炎或促进肠病康复。

趁虚而入的直肠炎

直肠炎常见于体质虚弱抵抗力低下，患心、肺、肝、胃肠道疾病、呼吸道感染、传染病后，大便秘结、腹泻、痔、肛管直肠脱垂、肛瘘、息肉病、直肠损伤、异物、肛门直肠狭窄和直肠肿瘤等，都可以使直肠发炎，严重的需立即到医院进行手术治疗。

除此以外，一些因素如饮食不慎、过度饮酒、过食刺激性强的食物等，不适当地长期服用泻药，使用肛门内腐蚀性药物过多，细菌感染等均可造成直肠炎。

急性直肠炎往往起病急骤，全身症状有发热、食欲不振，局部症状有肛门内胀热灼痛、便意频繁、粪便混有黏液及血丝、里急后重、排尿不畅、尿频等。

慢性直肠炎则表现出便秘与腹泻交替，便中含有黏液及血丝，大便时肛门口灼痛；因分泌物刺激，肛门周围表皮脱落，有时形成裂口、发痒；下腹部胀满不适，食欲不振，体重减轻，浑身不适。

预防措施：减少摄取咖啡、奶类食品和高脂食品可以降低直肠炎的发病几率；各种减压的方法，比如瑜珈、太极拳和放松疗法等，同样能减低患直肠炎的几率。

结肠炎从何而来

结肠炎常见，从何而来呢？

细菌和病毒当然罪责难逃，此谓感染因素。

患者多有某些性格特征，对于生活中重大事件的心理承受能力和适应性差。这可能与精神障碍引起自主神经功能失调，导致肠壁炎症形成有关。此谓精神因素。

医生发现结肠炎并发自身免疫病（如自身免疫性溶血性贫血）者较多，肾上腺皮质激素能使病情缓解，在部分患者的血清中可查到抗结肠上皮细胞抗体。此谓免疫因素。

还有一个奇怪现象，白种人的发病率明显高于黑种人，亚洲人的发病率最低，其中白种人中的犹太人发病率比非犹太人高 2～4 倍，而在有色人种大约少 50％。还有单卵双生双胞胎发病率比双卵双生者高。此谓遗传因素。

肠炎初发时，首先是感觉胃口不好。其次感觉肚子不争气了，腹泻反反复复，老也好不了，轻者每天 2～5 次，重者 20～30 次。早上起床后及餐后腹泻最常见。个别患者还会出现便秘与腹泻交替进行的现象。大便也有差异，软便、稀糊状、水样、黏液便不一，甚至有的时候还会出现便血，轻者血液附于粪便表面，重者鲜血下流，以至休克。此时应该及时就医，拖延不得。

强健体质是抵御包括肠病在内所有疾病最坚固的防线。

一日三餐应注意饮食卫生，不吃生冷、坚硬及变质的食物，禁酒、忌辛辣刺激性强的调味品。

还要注意腹部保暖，避免受凉，肠胃总是喜暖怕寒的。

平常应控制情绪，保持心态平和。并加强锻炼，以增强体质有助于预防肠炎或促进肠病康复。

小贴士

中医认为肠炎与“湿热内蕴”、“饮食停滞”、“脾胃虚弱”和“虫积湿滞”有关。

让肠炎现形的七种“兵器”

古龙在他的武侠小说里将七种兵器誉为江湖神物，无往不利。医院里，医生也有七种兵器，让包括结肠炎、直肠炎在内的诸多肠病无所遁形。

第一种兵器：问诊 患者就诊，医生通常会询问患者怎么不舒服？起病的时间长短？腹部疼痛情况，是间断的还是持续的？大便情况，是干还是稀？有无脓血？等等。通过患者的回答和陈述自己的病情，医生凭经验能做出初步判断。

第二种兵器：身体检查 体检常会发现与急性肠炎或慢性肠炎相关的体征，如发热、消瘦、肠鸣音活跃等。通过肛门指诊，能够对直肠病症作出初步判断。

第三种兵器：内镜检查 结肠镜对全大肠炎症及其他病变能一览无遗。乙状结肠镜、直肠镜、肛门镜也能各司其职。胶囊内镜对小肠病变“情有独钟”。

第四种兵器：组织学检查 通过内镜取检，可见结肠炎、直肠炎的组织学检查呈不同程度的炎性反应，可以指导治疗用药。

第五种兵器：X 线钡剂灌肠检查 对于不能耐受肠镜检查

的肠炎患者，能为疾病的诊断和鉴别诊断提供参考依据。

第六种兵器：实验室检查 包括粪便检查、血沉、白细胞计数、血红蛋白、C 反应蛋白、免疫学检查等项目。其中粪便检查尤为重要，称得上是“质优价廉”。

第七种兵器：影像学检查 包括超声显像、放射性核素显像、电子计算机 X 射线断层扫描（CT）、磁共振成像（MRI）等。当考虑有其他因素或疾病引发或并发肠炎时，这结检查才隆重登场。

直肠炎的综合疗法效果佳

1. 生活调养法

患有直肠炎的患者应当劳逸结合，适当休息；每天用温水坐浴；进清淡、少渣、营养丰富、无刺激性的食物；经常提肛收腹；心情愉快，精神放松。

2. 饮食调养法

方一、百合粥

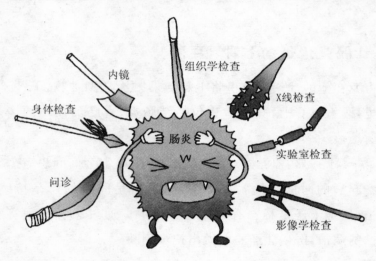

原料 芡实、百合各60克，粳米150克。

制法 将上述两味药与米同煮成粥。

用法 晚餐食用。

功效 主治脾虚直肠炎泄泻。

方二、四神腰花

原料 猪腰子或羊腰子1对，补骨脂10克，肉豆蔻10克，花椒10克，八角、茴香10克。

制法 将猪腰子去筋膜，切块划细花，与其余四味加水适量，煮半小时，再放食盐少许，煮10分钟即可。

用法 每日1次，弃汤，吃腰花。

功效 温肾壮阳，固肠止泻。

方三、石榴皮红糖茶

原料 石榴皮1～2个，红糖适量。

制法 开水冲泡。

用法 餐后1小时饮用。

功效 石榴皮有固肠止泻作用。

方四、乌梅汤

原料 乌梅15克，白糖适量。

制法 将乌梅加水1500毫升煎至1000毫升，然后放入适量白糖即可。

用法 每日1剂，代茶饮用，连续饮用25天为1疗程。

功效 乌梅味酸、性平，可入肝经、脾经、肺经和大肠经，具有生津和涩肠等功效。此方具有收涩止泻的功效，可治疗慢性结肠炎。

3. 全身治疗法

合理使用抗生素 可根据病情口服、肌注或静滴对革兰阴性杆菌有效的抗生素。

中药治疗　中医按不同的证型进行辨证施治。

慢性期体虚无力，以排黏液为主。常用方剂有：太子参、炙黄芪、白术、甘草、罂粟壳、白芍、石榴皮、明矾，水煎内服，1 日 2 次。

慢性直肠炎急性发作时，予以清热解毒、润肠通便。里急后重、便次多者用枳实导滞丸清理荡积。

4. 局部治疗法

①直肠黏膜水肿者，可用生理盐水、鞣酸、灌洗直肠；②黏膜糜烂者，可用黄连素等药物溶液保留灌肠；③括约肌、肛提肌痉挛者，可将温橄榄油注入直肠内；④直肠黏膜萎缩变干者，可每晚于直肠内注入薄荷油适量；⑤有便秘者可考虑作用温和的轻泻药可减轻症状，以减少不良反应和药物依赖性。常用容积性泻药如膳食纤维素，渗透性轻泻剂如聚乙二醇、乳果糖或山梨醇等。

结肠炎的八治法

选择正确的生活方式　充分休息，避免疲劳和精神过度紧张。多吃刺激性少且容易消化、营养丰富的饮食，尽量避免含粗糙纤维食物。暂时不吃牛奶和乳制品。病情严重者，频繁腹泻，营养严重不良的患者，可给一段时期的胃肠要素饮食或胃肠外营养。

合理使用抗感染药　抗感染常用的药物有：喹喏酮类（氟哌酸、氟嗪酸等）、黄连素、头孢类抗生素（用于病情严重并伴有感染性休克等情况者）。

补液是治疗腹泻的关键　通过适当补液可以防止因腹泻导致过多体液丢失而致脱水、血压下降、甚至循环衰竭。补液方法主要有口服和静脉滴注。口服补液，主要针对病情较轻且无呕吐的患者。可口服补液盐或者糖盐水。静脉补液，主要用于腹泻较为严重并合并有恶心、呕吐者。补液种类可为生理盐水、葡萄糖、碳酸氢钠等，且必须在医生及护士指导下进行。补液的种类和量则应根据患者的病情来决定。

对症治疗 伴发热者可用物理降温（冷敷、酒精擦浴等）；恶心、呕吐严重者可用止呕药物，如胃复安、维生素 B_6 等；腹痛者可选用抗胆碱能药，如阿托品、山莨菪碱等解痉药（青光眼和尿潴留者禁用）及特异性肠道平滑肌钙离子通道拮抗剂如匹维溴铵或奥替溴胺。

酌情选用止泻药 止泻药可减少排便次数，减轻腹痛。轻症腹泻者可选用吸附剂，如双八面体蒙脱石（思密达）。重者酌情选用洛哌丁胺（易蒙停），但需注意便秘、腹胀的不良反应，不宜长期应用。

保留灌肠 多用于治疗包括乙状结肠、降结肠在内的左半结肠炎，可减轻症状，促使病灶愈合。

中药治疗 应以健脾补肾、益气除湿为治本之法，清热解毒，活血化瘀为治标之用，辨证施治，最忌长期应用大苦大寒之剂，亦可配合中药针如参麦注射液、黄芪注射液等静滴以扶正。

心理治疗 结肠炎患者常有焦虑、忧郁、紧张、多疑等精神心理症状，严重者应予以抗抑郁治疗。

小贴士

肠炎治疗小心四个误区，劝君莫入：

误区一、腹泻就是肠炎——盲目服止泻药；

误区二、肠炎应该消炎——滥用抗生素；

误区三、用药见效后未能巩固——中途停药；

误区四、只重视药物治疗——忽视营养补充和心理调适。

肠炎的中药灌肠疗法

中药灌肠疗法能起到局部冲洗清洁的作用，以达到止泻消炎，解痉止痛，改善局部血液循环和新陈代谢，增强肠道免疫功能，促进病灶愈合的目的。

方一 菊花 30 克，白术 15 克，防风 10 克，甘草 10 克，白芷 8 克，米壳 15 克。便血重时加防风炭、云南白药适量，溃疡较广泛者加雷公藤 6 克。上药水煎后用双层纱布过滤去渣，再回锅浓缩至 60～80 毫升，用药液保留灌肠，每晚 1 次，连续 7～10 天为 1 个疗程。

方二 黄芪、白术、丹参、白芍各 20 克，黄连、黄芩、侧柏叶、防风各 15 克，金银花、连翘、白及、生地各 10 克，每剂药煎 3 次，每次煎药液 250 毫升，3 次共 750 毫升，其中早、午饭前各服 250 毫升，余下 250 毫升药液于晚上睡前用于灌肠。

方三 苦参 30 克，地榆 15 克，槐花 15 克。水煎浓缩至 100～250 毫升，另将珍珠层粉 6 克溶于药液中，保留灌肠。若腹痛明显可加没药、莪术以行气活血，散瘀止痛；若大便次数增多，结肠水肿明显者，可加生苡仁利水消肿，健脾止泻，清热排脓。

方四 生蒲黄 10 克，仙鹤草、败酱草、乳香各 15 克，没药 6 克，煅龙骨 10 克(先煎)，生牡蛎 10 克(先煎)，赤石脂 10 克(先煎)。将上药煎成 200 毫升药液，每晚睡前灌肠，15 天为 1 个疗程。

方五 以壁虎研末合白及，煎成黏性汤液保留灌肠，每 3 天 1 次，5 次为 1 个疗程。另将壁虎、白及各半研粉装入胶囊，每次 2～3 粒，于灌肠间歇期服用，1 个疗程结束后再服胶囊 2 周，治疗期间可停用其他西药。

中药灌肠宜每晚睡前进行，灌肠前排空大便，药液温度以 36～

39℃为宜。

慢性结肠炎食疗方

慢性结、直肠炎患者多是身体虚弱、抵抗力差，尤其肠道易并发感染，因而更应注意饮食卫生，不吃生冷、坚硬及变质的食物，禁酒及辛辣刺激性强的调味品。推荐几种慢性结肠炎食疗选方。

方一、银花红薯粥

原料 红薯，大米，金银花，生姜。

制法 红薯切成小块或研成细粉，加入金银花（视症状轻重酌量）、生姜，按常法煮饭、煮粥均可。

用法 每日3餐均吃，要坚持吃，不少于3个月，方可逐步收效。

功效 红薯含大量食物纤维，可加强肠蠕动，其所含的多量维生素E参与胶原蛋白的合成，能促进溃疡面的愈合；胡萝卜素对上皮组织有良好的保护作用；金银花无疑会增强抗菌、消炎功能，与生姜调胃和中的作用相结合，腹胀、腹痛症状均可减轻。

方二、马齿苋饭

原料 马齿苋，大米。

制法 马齿苋洗净切细，和大米一同入锅，加水按常法煮饭。

用法 可早晚服食。连服15日以上。

功效 本方对溃疡性结肠炎急性发作有效。马齿苋是常用的清热解毒、散瘀消肿的中草药，有防治肠炎、痢疾等肠病的作用。

方三、山药芡实扁豆糕

原料 鲜山药250克、赤小豆150克，芡实米30克、白扁豆20克、茯苓20克、乌梅4枚、果料及白糖适量。

制法 将赤小豆制成豆沙加适量白糖。茯苓、白扁豆、芡实米共研成细末、加少量水蒸熟。鲜山药去皮蒸熟加入上粉，拌匀成泥状，在盘中一层鲜山药粉末泥，一层豆沙，约6～7层，上层点缀适量果料，上锅再蒸。乌梅、白糖熬成浓汁，浇在蒸熟的糕上。分食之有健脾止泻之功。

用法 分次而食。

功效 山药益气健脾治本，芡实固涩；白扁豆、茯苓助山药；乌梅配伍芡实收敛。本方标本同治，更适宜于结肠炎疾病缓解期食用，能健脾止泻，但抗菌、消炎、解毒功能稍差。

方四、荞麦山楂石榴饼

原料 荞麦面，鲜山楂，橘皮、青皮、砂仁、枳壳、石榴皮、乌梅各10克，白糖适量。

制法 先将橘皮、青皮、砂仁、枳壳、石榴皮、乌梅加适量白糖，用1000毫升水煎煮。30分钟后滤渣留汁。鲜山楂煮熟去核碾成泥状待用；荞麦面用药汁和成面团。将山楂泥揉入面团中。做成小饼烤熟。

用法 每日食服2次，一次一块即可。

功效 荞麦又名净肠草，有清利肠道污物之效；鲜山楂有健脾消食作用；橘皮、青皮、砂仁、枳壳有理气益肠功效；石榴皮、乌梅有健脾止泻作用。

炎症性肠病多缠绵

炎症性肠病是溃疡性结肠炎和克罗恩病两种肠病的统称。这对难兄难弟有些共同特点：病因不明确，迁延难愈，不易根治。

先说说难兄——溃疡性结肠炎，它的发病可能与免疫、遗传和精神等因素有关。它喜欢侵扰大肠黏膜和黏膜下层。

被它缠上身的滋味可不好受：腹胀、腹痛、腹泻、脓血便、黏液便,还有大便总想解,又解不了一点的里急后重感觉。溃疡性结肠炎一般属于一个慢性发展逐年加重的疾病。

这位“难兄”可是肠癌的“邻居”。病程越长,患病时间越长,范围越广,癌变的概率就会越高。

再谈谈难弟——克罗恩病,连西医都弄不清楚它是怎么来的,只是猜想可能与病毒感染、免疫、遗传因素有密切关系。

中医学不愧为国之瑰宝,所下的结论就要确定些,认为这位难弟是由于脾肾虚弱、感受外邪、情志内伤、饮食劳倦等因素导致的。

这位难弟喜欢出现在人的回肠末段和右半结肠。总是弄得人腹痛、腹泻,恶劣点还会长点东西将肠子给堵住了,让人吃不好,喝不下,身体一天不如一天,隔三差五的还发烧,简直坏透了!

溃疡性结肠炎与克罗恩病都属炎症性肠病范围,但溃疡性结肠炎多侵犯直肠(占 95%),少数累及回肠末端。克罗恩病病变主要侵犯回肠末端(占 80%),右侧结肠受累(占 40%)。从以下几点也可以进行鉴别:克罗恩病发热多见,腹痛较重,腹块多见,里急后重少见,肛周病变及瘘管常见。而溃疡性结肠炎反之。

慧眼识别溃疡性结肠炎

轻型溃疡性结肠炎的成年患者中发生癌变者不足 5%。但是,长期持续症状加重的患者,尤其在儿童期或青春期发病者的癌变率很高。所以,判定病情检查就显得格外重要。

身体检查 溃疡性结肠炎的患者通过体检常会发现贫血、消瘦及发热等体征。患者下腹部有压痛。病重者可摸到到腹部僵硬像一块硬板,腹痛拒按,有反跳痛(医生按压腹部后骤然抬起手时,患者突感腹部剧痛以至于痛得跳了起来),腹部鼓胀。在部分患者还可以触及乙状结肠或降结肠。

结肠镜检查 从结肠镜下看溃疡性结肠炎:①肠黏膜有多发性浅溃疡,形态各异,大小不等,附有脓血性分泌物,黏膜充血、水肿,血管模糊,病变呈弥漫性分布;②肠黏膜粗糙呈细颗粒状,质地变脆,触之易出血;③可见炎性息肉,一般出现在慢性修复期,息肉形状千姿百态。肠镜下黏膜活检组织病理检查可见炎性反应,糜烂、溃疡、隐窝脓肿,腺上皮增生和杯状细胞减少等变化。

X线钡剂灌肠检查 气钡双重对比造影明显优于单钡剂造影,有利于观察黏膜水肿和溃疡。溃疡性结肠炎可见:①黏膜皱襞粗乱或有细颗粒变化,描述为“雪花点”征;②多发性浅龛影或小的充盈缺损;③肠管缩短,结肠袋消失可呈管状。

超声显像 超声显像可以发现肠壁增厚,同时可显示溃疡性结肠炎病变的部位、范围和分布特点。

电子计算机X射线断层扫描(CT) 可以模拟内镜的影像学改变用于溃疡性结肠炎的诊断。

磁共振成像(MRI) 在诊断溃疡性结肠炎的肠腔外病变和并发症有一定价值。

小贴士

溃疡性结肠炎患者不宜生吃苹果,特别是急性发作期,由于溃疡肠壁变薄,苹果质地较硬,再加上粗纤维和有机酸的刺激,不利于肠壁溃疡面的愈合,严重的易诱发肠穿孔、肠扩张、肠梗阻等并发症。

治疗溃疡性结肠炎常用的西药

治疗溃疡性结肠炎常用的药物有以下几种。

磺胺类 其中以水杨酸偶氮磺胺吡啶效果最佳。药物口服后易在肠内分解为磺胺吡啶及5-氨基水杨酸，对结肠壁组织有亲合力，起到消炎作用。其他如琥珀酰磺胺噻唑、肽酰磺胺噻唑及复方新诺明等也可选用。

抗生素 尤其对急性暴发型及中毒型结肠扩张者采用抗生素治疗，用药前应做细菌培养。如青霉素类、甲硝唑、妥布霉素、头孢霉素均可酌情选用。多采用输液治疗，不宜口服以避免胃肠道刺激症状。

激素治疗 包括糖皮质和促肾上腺皮质激素。可采用口服皮质激素、局部给药和静脉用药三种方法进行治疗。

免疫抑制剂 适用于病情较重，病变范围较广者。考虑选用硫唑嘌呤等药物，但本类药物毒性大，副作用多，尤其对骨髓造血功能影响大，在用药中应定期复查骨髓象。

溃疡性结肠炎的中医辨证施治方

中医认为溃疡性结肠炎属于“痢疾”、“泄泻”、“肠风”、“下利”等范畴。在治疗方面，主张进行辨证治疗。

1. 肠道湿热证

主要症状有腹痛，腹泻，便下脓血，便次较多，口干口苦，或有发热，舌质红，苔黄腻，脉滑数。

治法 清肠化湿。

方剂 芍药汤。常用药物：黄连、黄芩、白芍、木香、甘草。临证加减。

2. 虚弱证

主要症状有下腹部隐痛，大便溏薄，食欲不振，稍进油腻则腹痛，腹泻，神疲乏力，舌质淡，体胖大，边有齿印，苔薄白，脉细弱。

治法 健脾化湿。

方剂　参苓白术丸。常用药物：党参、白术、茯苓、山药、扁豆、薏苡仁、砂仁、陈皮、甘草。临症加减。

3. 肝肾阴虚证

主要症状有大便干结不畅，夹有黏液，或便下脓血，形体消瘦，口干，或有低热，舌质光红无苔有裂纹，脉细数。

治法　滋肾养肝。

方剂　六味地黄丸。常用药物：干地黄、山茱萸、山药、茯苓、丹皮、枸杞子、白芍。临症加减。

溃疡性结肠炎膳食原则和食谱

溃疡性结肠炎是一种慢性肠病，患者往往表现营养不良状态、消瘦、贫血。因此营养与饮食的调配很重要。溃疡性结肠炎总的膳食原则就是高热能、高蛋白、高维生素、少油少渣。

(1)长期腹泻会导致身体维生素、无机盐缺乏，因此要补充足够的维生素、无机盐以保证营养的全面。

(2)急性发作或手术前后采用流食或少渣半流食，流食内容：米汤、蛋花汤、藕粉。食用蔬菜和水果必须加工，可将其制成菜汁、菜泥、果汁、果泥、果冻等食用。少渣半流食物可选用含优质蛋白的鱼肉、瘦肉、蛋类制成软而少油的食物，如汆鱼丸、芙蓉粥、鸡丝龙须面及面包类。

(3)对病情严重不能口服者可用鼻胃管饲要素膳或静脉营养支持，待营养状况改善后逐渐增加口服天然食物。

(4)在恢复期可用高热能、高蛋白质以补偿长期腹泻而导致的营养消耗，可根据患者消化吸收耐受情况循序渐进地提高供给量。一般热能按每日每公斤体重 40 千卡供给。蛋白质每日每公斤体重 1.5 克，其中优质蛋白占 50％为好。

(5)对可疑不耐受的食物,如虾、鳖、花生等应避免食用;牛奶可导致腹泻加重,应避免服用牛奶及奶制品;忌食辣椒、生冷食物,戒烟酒。

下面再推荐几款适用于溃疡性结肠炎患者的日常食谱,能帮助病情好转,促进康复。

食谱一

早餐:米汤或米糊,馒头。

午餐:面片,肉末炒黄瓜,虾皮蒸豆腐。

加餐:冲藕粉,苏打饼干。

晚餐:小米粥,花卷,肉丝炒圆白菜。

食谱二

早餐:小米粥,煮嫩鸡蛋,肉松。

加餐:菜汁或果汁,饼干。

午餐:烂挂面,清蒸鱼,烩豆腐。

加餐:蒸鸡蛋。

晚餐:米粥,花卷,肉丝,烩鸡丝,蒸鸡蛋。

加餐:冲稀藕粉,饼干。

食谱三

早餐:小米粥,煮嫩鸡蛋,肉松。

加餐:蒸鸡蛋羹,饼干。

午餐:鸡肉丸,龙须面,烩豆腐。

晚餐:白米粥,馒头,烩鱼片,鸡蛋。

加餐:冲藕粉,饼干。

查克罗恩病争取先知先觉

要想对克罗恩病做到先知先觉离不开检查手段。

肠镜检查 肠镜下可以发现克罗恩患者肠黏膜上有纵横交错的深凹溃疡和裂沟将残存黏膜分割成许多小块，呈铺路石高低不平地铺在病变肠壁上。还可以发现肠腔狭窄和假性息肉形成。

组织学检查 可发现局灶性肉芽肿或微肉芽肿，伴郎罕巨细胞。

X线检查 主要采用胃肠钡餐造影，包括口服钡剂、钡剂灌肠、气钡双重造影等。X线下病变呈跳跃式或节段样分布，部位主要在末端回肠，其次为各段小肠和结肠。其主要征象有裂隙样溃疡、多发性狭窄、鹅卵石征、假性息肉和瘘管形成等。

实验室检查 ①粪便检查发现少量红细胞、白细胞和黏液，潜血试验常呈阳性；②血液学检查发现血红蛋白减少（贫血），白细胞计数（白血球）升高，血沉加快，血清溶菌酶升高，C反应蛋白增高；③免疫学检查发现IgG、IgA、IgM水平升高。

超声检查 可发现肠壁增厚、牛眼征，以及肠腔狭窄、脓肿和瘘管形成等并发症情况。

电子计算机X射线断层扫描（CT） 能观察到克罗恩病肠壁增厚，而且对瘘管和脓肿形成时的观察，其敏感性、特异性高于超声检查和磁共振成像。对窦道和脓肿的显示率高于常规钡餐检查。

磁共振成像（MRI） 主要应用于克罗恩病并发症，如肠梗阻、瘘管形成、肠穿孔、髂窝和腹腔脓肿、中毒性巨结肠等的诊断，是对电子计算机X射线断层扫描(CT)检查的补充。

克罗恩病治疗讲究多

目前治疗克罗恩病的主要方法及用药如下。

★ **美沙拉嗪（5-氨基水杨酸盐）** 即柳氮磺胺吡啶（水杨酸

偶氮磺胺吡啶)，为治疗克罗恩病的主要用药。

★ **激素** 中度克罗恩病患者，口服泼尼松 40～60 毫克/天，可以使病情迅速缓解。重症患者应静脉注射甲泼尼松龙治疗，剂量为 60～100 毫克/天。病情缓解后逐渐减量。最后给予最低限度的维持剂量。为尽量避免长期使用激素，应尽量加大美沙拉嗪(5－氨基水杨酸)的治疗量以求减少激素的副作用影响。

★ **免疫抑制药** 对于那些对皮质类固醇依赖或耐受者，可选用巯嘌呤(6－巯基嘌呤)和硫唑嘌呤治疗。一般巯嘌呤(6－MP)用量为 50 毫克/天，见效时间平均 3 个月。有些患者完全有效治疗时间可达 6～9 个月。对于治疗 3 个月无效者，可酌情增加剂量，直到获得满意效果。大约 75%服用巯嘌呤(6－MP)的患者可以逐渐减少或显著减少激素的用量。

另一些用于克罗恩病治疗的免疫抑制药，如环孢菌素、甲氨蝶呤，疗效有限，副作用比巯嘌呤大。

★ **抗生素** 甲硝唑广泛用于克罗恩病的抗感染治疗。

★ **营养支持** 积极主动的营养补充是治疗本病的重要辅助手段。

★ **心理治疗与教育** 心理治疗能消除患者紧张、恐惧心理，提高患者康复的信念。

★ **饮食** 应进少渣、无刺激性、富于营养的食物。酒、茶、咖啡、冷食和调味剂等不宜食用。一些患者需限制乳糖摄入。

★ **对症治疗** 有电解质紊乱者要及时纠正，贫血者应适量输血等。长期出血的患者，要注意补充铁剂。

小贴士

以下指标可以作为克罗恩病使用激素的指征：

- 用其他药物治疗效果不佳，但又无手术指征时；
- 病情严重，处于危险状态，但尚无手术适应证时；
- 有全身并发症，如关节炎、结节性红斑、葡萄膜炎等；
- 多次手术，病情复杂和恶化，已不宜再行手术时。

克罗恩病的饮食调配和药膳选方

克罗恩病的饮食调配应注意以下几点。

(1)主食宜精细，用富强粉、上等好大米等。禁用粗制粮食，如玉米面、小米、全麦粉制成的食品，以免增加肠道负担和损害。

(2)副食可选用瘦肉、鱼、鸡、肝、蛋等作为提供蛋白质的主要来源，克罗恩病活动期要限制牛乳。不吃胀气食物，如黄豆、葱头等，蔬菜可选用土豆、山药、胡萝卜等含粗纤维少的块根类食物。

(3)为纠正体内缺钾及贫血状况，可供给各种菜汁、果汁、去油肉汤、枣汤、肝汤等，以补充维生素 B、C 及无机盐钾、铁等。

(4)为了增加营养，又不增加肠道负担，应尽可能压缩食物体积，选择单位量营养价值较高的食品，如饮料代替饮水。亦可用两种以上原料合制一份饮食，如肉汤菜汁蒸鸡蛋、煮鸡汤挂面、果汁冲藕粉、鸡蛋和面制成面条、馄饨皮等。

(5)食物要易于消化，各种食品均应切碎制软，禁用油煎炸食品，烹调多以烩、蒸、煮、炖为宜。禁用各种浓烈刺激的调味品，如辣椒、大料、酒类等，避免对肠黏膜的刺激。

(6)每日进食 4～6 次。对严重的克罗恩病病例，必要时可输血、血浆、白蛋白及复方氨基酸、甚至给予要素饮食或静脉内全营养。

中医学认为克罗恩病是由于脾肾虚弱、感受外邪、情志内伤、饮食劳倦等因素导致的，拟定了以下药食疗方。

方一、车前草饮

原料 车前草 60 克，灶心土 60 克，生姜 3 克。

制法 水煎。

用法 分次服用。

功效 车前草有清热润肠作用；灶心土和生姜有健脾功效。

方二、银花红糖茶

原料 银花 30 克，红糖适量。

制法 将银花和红糖用开水冲泡。

用法 餐后 1 小时饮用。

功效 银花有清热润肠功效，红糖可利肠通便。

方三、补虚正气粥

原料 赤小豆 30 克，黄芪 30 克，人参 3 克（或党参 15 克），山药 30～50 克，粳米 50 克，白糖适量。

制法 先煮赤小豆于半熟后放入粳米、山药（去皮切片）、黄芪、人参，煮至粥熟时加入白糖。

用法 当做早餐食用，常服可益气养阴。

功效 适用于久泻伤气耗阴之症。

方四、紫苋菜粥

原料 紫苋菜 100 克，白米 50 克。

制法 先用水煮苋菜，取汁去渣，用菜汁煮米成粥。

用法 晨起做早餐服之。

功效 紫苋菜有固肠止泻作用。

方五、参苓粥

原料 人参3～5克(或党参15～20克),白茯苓15～20克,生姜3～5克,粳米100克。

制法 先将人参(或党参)、生姜切为薄片,把茯苓捣碎,浸泡半小时,水煎取汁,然后再煎取汁,将第一和第二道煎药汁合并,分早晚两次同粳米煮粥。

用法 早晚两次服食。

功效 适用于脾虚之症。

小贴士

克罗恩病患者饮食主张:给高营养低渣饮食,适当补充叶酸、维生素B_{12}等多种维生素及微量元素。研究显示,低碳水化合物饮食对克罗恩病治疗有利,完全肠胃内营养还能控制克罗恩病的炎症,缓解病情。

气功疗法康复肠炎

1. 跷步运化功

(1)**起式** 站式身法,平足屈膝圆裆,松胯悬项,抵腭含胸,垂臂弯肘,凝神合目,要求松、静、自然。接着将两手自身体身两侧缓慢移至丹田部位,合掌(掌心正对丹田)置其上,做3次嘘息,3次开合。

(2)**正功** 左脚在前时,两手左摆,上身略左转,身体重心随之移向右腿;当左手摆至右胯,右手摆至胸前时,用左脚跟轻轻点地,默数"一"字,此为第一步。然后,两手右摆,重心随之左移,上身略向右转;当左手摆至胸前,右手摆至右侧胯外,重心移至左腿之际,右脚跟提起,趁势向前迈一步,同时默数"二"字,此为第二步。如此每迈9步便暂停片刻,使重心在两腿之间,两手升至膻中穴水平,中指相接，做向下导引动作。然后继续缓步迈进。一般以行走20～30分钟为宜。要求缓慢行走（大约每半分钟迈1步），步态柔和，向后摆动的胳臂下垂35度。

(3)**收式** 先缓慢地做（上、中）二田开合式，借动作导引内气归于中丹田。然后平站，双手重叠，做揉腹式，左、右各做36全圈。最后做丹田三嘘息，使意念恢复常态，两手自然垂放在身体两侧，原地站立3～5分钟。当意念完全离开中丹田，慢慢睁开双眼，原地或缓步活动片刻。

2. “呼”字法

宁声调息，气沉丹田，先叩齿36遍，绞舌使津液满口，徐徐咽之，使津液流入丹田。随后鼻呼吸，呼气时默念“呼”字声，呼气后自然吸一口气。如此反复练20～30次。

三、胃肠感冒 静养重要

胃肠感冒时的胃胀、呕吐、腹泻、腹痛这些症状与肠炎相似，但此病非彼病。对胃肠型感冒的治疗主要以休息为主，静养康复。

冷不丁遭遇的胃肠型感冒

胃肠感冒，胃胀、呕吐、腹泻、腹痛这些症状与肠炎太相似了，以至于许多人在胃肠型感冒发病的起初，往往把它误当作急性胃肠炎来治疗，止泻药吃了完全不管用。到医院去一检查才发现，此病非彼病。

细菌及病毒在喉部着床后，即会顺着唾液被吞入胃肠中，引起胃肠不舒服被称为胃肠型感冒。胃肠型感冒主要是由一种叫“柯萨奇”的病毒引起的，同时伴有细菌性混合感染。

胃肠型感冒的发病诱因主要是来自外部刺激等因素，天气冷暖变化时容易发生。这是由冷空气对肠胃刺激，再加上生活习惯不健康，不良饮食等所引起的。

预防胃肠型感冒其实很简单：多喝水，最好不要用冷藏的饮品；吃新鲜的蔬菜和水果；吃容易消化的食物；保持居住的房间空气流通，少去人多拥挤的公共场所。

医学专家忠告胃肠型感冒患者“感冒就怕入脏腑”，如果感觉症状加重时，要及时就医，以免贻误治疗，耽误病情。

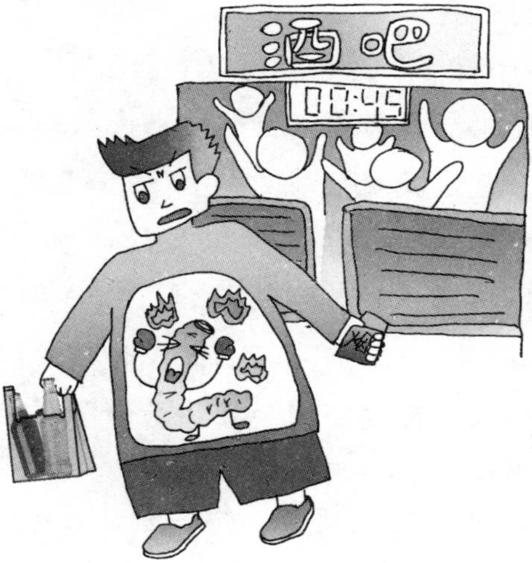

胃肠型感冒的治疗原则

胃肠型感冒是自限性疾病，“自限”可以简单地理解为自愈。但“自愈”并不是完全不需要治疗，尤其是婴幼患儿，因多次或大量腹泻，可导致严重脱水和电解质紊乱，少数可以产生休克、昏迷和心跳停止，危及生命。

补液是治疗的关键措施。无呕吐或呕吐不严重者应尽可能口服补液，可以在家中口服含糖和含盐的液体，补液量可以遵循“量入为出”的原则。也可以到医院购买特制的口服补液盐，这种补液盐是由世界卫生组织根据专家研究后得出的配方并在全球推荐的，同时还可辅以含锌制剂。

对于严重脱水且全身状况不佳，又伴有严重呕吐的患者，就应该去医院静脉输液。除了补液外还可以适当使用肠黏膜保护剂，如口服具有吸附致病微生物及其毒素并对消化道黏膜有覆盖作用的双八面体蒙脱石（思密达），可以减轻症状，有限地缩短病程；还可以使用含有“好细菌”的微生态制剂，以防治菌群失调，减少并发细菌感染的可能性。

治疗胃肠型感冒要掌握和重视以下三个“不需要”原则。

(1)不需要使用抗菌药物　长期以来许多人认为只要腹泻,必定要用抗菌药物,这是极端错误的做法,也是全球滥用抗生素的最典型表现。大家应该明确两个非常浅显的道理:第一,既然是病毒感染性疾病,使用抗菌药物当然无效;第二,这种急性腹泻可以在一周左右自愈。因此,使用抗菌药不仅没有必要,而且增加药物副作用并增加医疗负担,过度使用会导致肠道菌群失调,并发细菌性腹泻,那可就得不偿失了。

(2)不需要使用抗病毒药物　这还是要从“自限性”的特点去理解,既然是“自限”的疾病,抗病毒也就没有必要。

(3)不需要盲目用止泻药物　腹泻既是症状也是机体的一种自身保护行为。通俗地说,机体实际上也是通过腹泻把致病的病毒排出体外,盲目使用止泻药显然不合适。只有那些水样腹泻次数过于频繁、腹泻量过大,严重影响日常生活或严重脱水的情况,才考虑在补液的基础上使用合适的止泻药物。至于使用何种药物,也应该由医生根据实际情况给予处方。

胃肠型感冒的静养康复法

对胃肠型感冒的治疗主要以休息为主,静养康复。一方面患者要多休息,减少体力消耗,增强机体同疾病作斗争的力量;另一方面,还要让胃肠充分休息。减轻胃肠负担是为了尽早恢复消化功能,逐渐增加进食量。反之只会加重胃肠的负担,久而久之会变成慢性胃肠炎。

正常情况下,一周左右的节食不会有营养不足的顾虑。早期呕吐较为明显时,可适当静脉补液,其余同普通感冒一样治疗。还可以适当采用饥饿疗法，但要多补充水分，最好喝一点盐糖水，每天至少应保证 500 毫升。

感冒患者饮食宜清淡，感冒初期宜大量饮水，以适应机体代谢的需要，后期应多进食水果，对减轻症状、缩短病程有益。

日常饮食以面食为主，可摄入高维生素、高蛋白质的食物。但不宜食入过量的油腻食品和脂肪，因感冒患者的脾胃功能低下，对脂肪不易消化、吸收，大量的油脂分布于食管、咽喉部位，也不利于分泌物的排除。

感冒后期更要注意休息，多喝水，适当增加营养，维持水电解质平衡。

宜多用健脾开胃之品，以及调补正气的食物，如大枣、扁豆、银耳、芝麻、龙眼肉、海参、黑木耳、黄豆制品等。

四、息肉凸现 妙法应变

一旦在肠子里面发现肉疙瘩(肠息肉)需要及时进行治疗,耽误不得。疏忽大意的结果会造成肠套叠、脱垂甚至癌变。早检查、早发现、早治疗是预防保健和治疗的原则。

冒昧而来的息肉

有的人因做了个肠镜,结果发现肠子里长了肉疙瘩。肉疙瘩可小至芝麻、绿豆,直径仅几毫米,也可大至核桃,直径有2~3厘米,数量从1个至数个不等。它们可能发生在直肠,也可能发生在结肠各段。医生称它们为肠息肉。

这些冒昧的“客人”从何而来呢?遗传因素、炎症刺激、不良生活方式、粪便、异物刺激和机械性损伤均是息肉的诱发因素。

长了小的息肉,人可以没有感觉。但较大的息肉长在肠子的不同的地方,就可有不同的不舒服感觉了:

(1)如直肠里的息肉会带来腹痛、腹泻、脓血便、里急后重等;

(2)结肠里的息肉会表现出大便习惯改变(包括大便时间、次数的改变)、大便形状异常(排出的大便往往会变细,或呈扁形,有时还附着有血痕),少数患者可有肚子闷胀不适,隐痛或胀痛、便血情况等发生。

通过上面的身体异常信号可早期警觉肠子里面是否长了息

肉，再到医院通过肠镜检查便可一锤定音。

一旦在肠子里面发现这些息肉需要及时进行治疗，耽误不得。疏忽大意的结果会造成肠套叠、脱垂甚至癌变。

小贴士

传统中医理论经常告诫我们："欲无病，肠无渣，欲长寿，肠常清。" 这里所说的"渣"，就是指附着在肠壁上的食物残渣。这些残渣刺激肠壁黏膜，容易导致息肉生长。

让肉疙瘩无处遁形的检查方法

结肠和直肠均可发生肉疙瘩(息肉)，且多发生于40岁以上人群，年龄越大，发生率越高。息肉小的时候不容易察觉，一旦出现腹痛、腹泻、大便带血等症状时，息肉已经长大了。

息肉可是会发生癌变的哟！所以，早检查、早发现、早治疗才能后顾无忧。

肛门、直肠指诊 这是最传统的找息肉方法。有经验的医生可以通过肛门直肠指诊发现离肛门近的低位息肉。

内镜检查 结肠镜检查不仅可直视观察大肠黏膜的微细病变，而且可通过组织活检和细胞学刷片检查而确定病变的性质。直肠镜、乙状结肠镜和肛窥镜检查可以直视发现长在直肠、乙状结肠部位的息肉 。

X线钡剂灌肠检查 通过X线钡剂灌肠显示出来的充盈缺损征象让您无法再无视息肉的存在。

粪便检查 患有肠息肉的患者的粪便里常会有黏液和(或)红细胞，所以，这项检查可以作为诊断参考。

超声检查 对少年、儿童来说，由于腹壁往往较薄，超声检查容易发现息肉。

妙法摘除肠息肉

手术是彻底治疗肠息肉的最好方法。虽然，有的炎性息肉可以通过抗生素治疗逐渐缩小或消失，但这种情况并不多见，而息肉逐渐长大或恶变的情况并不少见。一旦发现了它，果断进行摘除是解决问题的根本办法。

(1)**指扯断蒂法** 适用于低位带蒂息肉患者，取截石位或下蹲位，医生在手套涂上润滑剂后用右手食指伸入肛门，勾住息肉，在息肉蒂部与黏膜连接部扯断取出息肉。一般出血可自行停止。

(2)**经肛门切除** 适用于直肠下端息肉，在骶麻或局麻下，首先扩肛，用手指或组织钳将息肉拉于肛门外，对有蒂良性息肉，在息肉根部连同部分黏膜进行结扎或缝扎，再行切除。若系广基底息肉，应切除息肉四周黏膜，然后缝合创面。若为绒毛状腺瘤，黏膜切除范围应在腺瘤四周 1 厘米以上。

(3)**电灼切除** 对于无法经肛门切除者，可通过直肠镜、结肠镜用圈套器套住息肉蒂部电灼切除。

(4)**经结肠镜通过高频电或微波、氩气切除** 适于 2 厘米以内的带蒂息肉或较小的宽基底息肉，这种方法创面小，避免了术后出血。

(5)**开腹手术** 若息肉位置较高，或息肉有癌变，或息肉直径大于 2 厘米且为广基底者，可经下腹入腹做局部切除，癌变者按肠癌切除原则处理。

(6)**病变肠段切除术** 对高位多发性腺瘤，必要时可考虑做病变肠段切除术。

针对不同情况的肠息肉，医生也有各种针对性肠镜下摘除手术方案：

- “密接”摘除法　主要用于长蒂大息肉；
- 高频电凝灼除法　主要用于多发半球状小息肉；
- 高频电凝热活检钳法　主要用于较小的亚蒂息肉；
- 激光气化法和微波透热法　适于无需留组织学标本者；
- 活检钳除法　主要用于单发或少数球状小息肉，此法简便易行又可取活组织病理检查；
- 黏膜剥离钳除法　主要用于扁平息肉或息肉早期癌变；
- 分期分批摘除法　主要用于10～20枚以上息肉，且无法一次切除者；
- 高频电凝圈套切除法　主要用于有蒂息肉。

小贴士

家族性息肉迟早将发展为癌，必须接受根治性手术。增生性息肉，若症状不明显，不需特殊治疗。

拒“客”之道有讲究

既然息肉是冒昧而来，我们就要了解拒“客”之道。

首先生活要规律。错误的生活方式，如熬夜、赖床等都会加重体质酸化，而酸化的体液环境是细胞突变的肥沃土壤，利于息肉生长。调整体液酸碱平衡是预防细胞增生和突变的有效途径。

科学饮食也很重要。不要过多地吃咸而辣的食物，不吃过热、过冷、过期及变质的食物；不要食用被污染的食物，如被污染的水、农作物、家禽、鱼、蛋、发霉的食品等，要防止病从口入。多吃一些绿色有机食品,常吃碱性食物以防止酸性废物的累积。年老体弱或有某种疾病遗传基因者酌情吃一些防癌食品和碱性食品。

其次,还要保持乐观的精神状态。劳逸结合,避免过度疲劳。学会用良好的心态应对压力。

再次,应加强体育锻炼,增强体质,多在阳光下运动,多出汗可使体内酸性物质随汗液排出体外,避免形成酸性体质,以预防肠息肉。

最后,重视体检,定期进行肠镜检查可防患于未然。

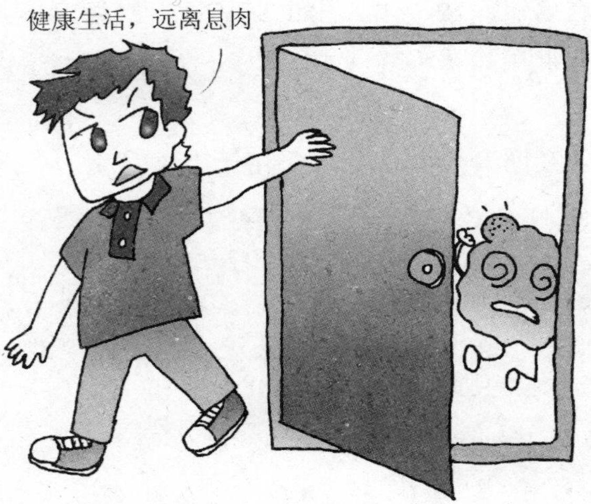

多吃碱性食物可预防肠息肉

治疗肠息肉应从改善自身的体质开始,从源头上根治肠息肉。多吃碱性食品,改善自身的酸性体质,同时补充人体必需的有机营养物质,这样才能恢复自身的免疫力。为此,我们有必要了解一下食物的酸碱性,选择性食用。

(1)**强酸性食品**　蛋黄、乳酪、甜点、白糖、乌鱼子和柴鱼等。

(2)**中酸性食品**　火腿、培根、鸡肉、猪肉、鳗鱼、牛肉、面包、小麦、奶油、马肉等。

(3)**弱酸性食品** 白米、花生、酒、海苔、文蛤、章鱼、泥鳅、巧克力、葱等。

(4)**弱碱性食品** 萝卜、豆腐、红豆、苹果、梨、甘蓝菜、洋葱、豆腐、卷心菜、油菜、马铃薯等。

(5)**中碱性食品** 番茄、蛋白、橘子、香蕉、萝卜干、草莓、菠菜、柠檬、大豆等。

(6)**强碱性食品** 葡萄、茶叶、海带、胡萝卜、黄瓜等。

推荐几款既可益肠健体,又能预防肠息肉的膳食方。

方一、马铃薯炖母鸡

原料 马铃薯500克,柴母鸡1只(农村散养)约1000克重,料酒3匙,姜3片,水1500毫升,盐适量。

制法 先将母鸡宰杀,洗净,切成块待用。再将马铃薯洗净,削皮、切块。将鸡块、马铃薯块、姜片、料酒入锅,加水适量,武火将水煮开,再改用文火炖2小时,鸡肉熟烂后加食盐适量即可。

用法 佐饭食用。

功效 母鸡肉与马铃薯合用有健脾益肠之功效。

方二、番茄豆腐汤

原料 番茄100克,豆腐150克,葱花少许,盐、油适量。

制法 将番茄切丁,豆腐切块。待油锅烧热,将番茄丁放入,略煸炒。锅内加水1000毫升,放入豆腐块,用中火煮沸后关火,放入盐,洒上葱花即成。

用法 佐饭食用。

功效 有开胃益肠的功效。

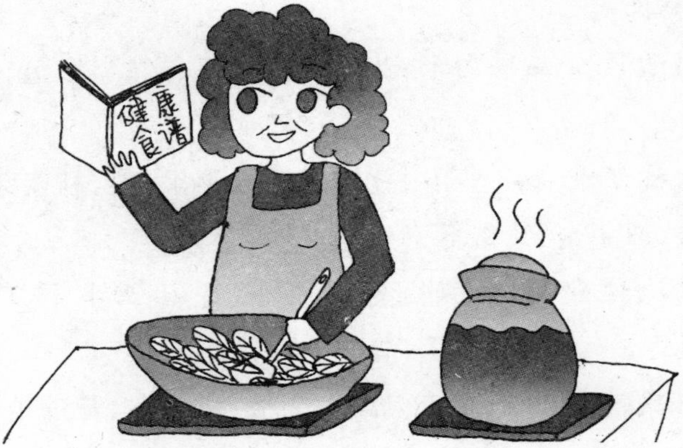

方三、香蕉小米粥

原料 小米50克、香蕉2根。

制法 先煮小米粥，取其汤液。香蕉剥皮，切段，再与米汤同煮，汤开即成。

用法 每日服2次，持续服用有效。

功效 适用于气虚食少，有润肠通便功用。

方四、洋葱烧蛋白

原料 洋葱1个、鸡蛋白100克，老抽、盐、白糖适量。

制法 油锅烧热，将洋葱切片放入爆炒。待洋葱出香味时，加清水500毫升，放入蛋白同煮，并加入老抽、白糖、盐，待汁收干即可。

用法 佐饭食用。

功效 健脾益气。

五、癌魔逞凶 医有神通

肠癌是很会潜伏的“敌人”，但这个“敌人”生长期较慢，只要提高警惕，留意肠癌的早期报警信号，就有机会尽早发现它们，及时采取应对措施。

肠癌危险度自我测验

(1)有肠癌、胃癌、乳腺癌的家族病史

(2)粪便中沾有血液及黏液

(3)粪便形状细长

(4)持续便秘，或便秘与腹泻经常交替出现

(5)腹部常有肿胀感、疼痛感

(6)食欲不振，体重减轻

(7)近期突然出现贫血症状

(8)喜欢吃肉食、油腻食物

(9)很少摄取乳酸菌产品

(10)很少摄取高纤维含量食品

(11)45岁以上

勾选第1项者，应该定期做肠道检查；第2～7项中，有勾选两项以上者，立刻到医院检查；第8～10项中，有勾选两项以上者，要自我警惕，改变日常的饮食习惯；勾选第11项者，必须加倍警惕。

有20%的肠癌患者有两位以上的至亲也是肠癌患者，所以，第

一项你首先要注意自己的家族病史。第2～7项,可能是肠癌的早期征兆,如果你勾了两项以上,也请立刻去检查。第8～10项,则是与饮食习惯有关,尤其是提醒你,要少吃肉食,多吃高纤维膳食与乳酸菌食品,保持肠道健康。

最后一项是年龄,在中国有超过80%的肠癌患者年龄在45岁以上,也许是因为年纪大了,肠道状况恶化,而使肠癌发生率增加,所以如果你的年龄在45岁以上,你必须加倍警惕。

除了家族病史及年龄以外,还要注意的是,在这份自我检测表中,没有列入个人病史,如果你曾经患有溃疡性结肠炎,或者是曾经罹患卵巢癌、子宫癌或乳癌的女性,绝对是属于高危险人群。此外,糖尿病患者罹患肠癌的几率也会提高30%～40%。

留意肠癌的报警信号

要想将癌魔在为祸之前消灭在萌芽状态,就要仔细留意它发出的各种报警信号。

信号1、大便改变 肠癌早期可无症状,或仅有排便习惯改变,如大便次数增多,每次大便完毕后有大便解不完的感觉等。癌肿生长到一定程度时,即可出现便血,血色多淡暗,粘附于大便表面。

信号2、黏液便和脓血便 癌肿破裂时,大便中常带有鲜红或暗红的血液和黏液,且粪血相混。

信号3、腹泻或便秘交替 若出现此类不适症状时,有可能是因为癌瘤的体积增大,影响粪便通过,可交替出现有腹泻与便秘。

信号4、腹痛和腹胀 约75%的患者有腹部不适或隐痛,初为间歇性,后转为持续性。癌瘤长大了,不可避免地会引起肠道梗阻，出现腹胀、腹痛情况加重也就不奇怪了。其中腹痛的发生率较腹胀的发生率高。疼痛部位多在中下腹部，程度轻重不一，多为隐痛或胀痛。

信号5、下腹部扪到肿块 约半数肠癌患者首先扪到自己下腹部有肿块。这肿块可能就是癌肿的本身，也可能是肠外浸润和粘连所形成的肿块。前者形态较规则，后者形态不规则。肿块一般质地较硬，一旦继发感染时移动受限，且有压痛。

信号6、贫血与消瘦 癌细胞是会和身体正常细胞争夺营养的，并且很强势。随肠癌病程进展，患者可出现慢性消耗性症状，如贫血、消瘦、乏力及发热，甚至出现皮包骨的瘦弱状况，并经常伴随着疲劳和无法解释的体重骤降。这些表现与便血、摄入不足以及消耗过多有关。

当有以上表现时就应该考虑有癌变可能，应尽快做肠镜检查，明确诊断。

专家提示

凡45岁以上有以下表现者应列为肠癌高危人群：①一级亲属有结肠癌、直肠癌史者；②有癌症史或肠道腺瘤或息肉史；③大便隐血试验阳性者；④以下五种表现具二项以上者：黏液血便、慢性腹泻、慢性便秘、慢性阑尾炎及精神创伤史。

肠癌不是老年人的专利

据《现代健康报》2010年8月25日报道：13岁少年每天吃一个炸鸡腿，几年下来不幸身患直肠癌。病孩今年仅13岁，父母是打工人员，整天四处忙活，很少能顾及孩子的日常饮食，基本上是每天给他几块钱，吃什么让他自己说了算。孩子非常喜欢楼下小店卖的炸鸡腿，经常一个鸡腿加一瓶饮料就是一餐饭，这样一直持续了5年。前段时间，突然开始便血。一开始家长误以为是痔疮，没太在意，可随着时间的推移，孩子的便血症状日甚一日。到医院一检查，确诊为直肠癌。外科手术医生惋惜地说："手术切除了直肠上部大约15厘米的肠管，术后还需要进一步观察。"

2011年3月1日《武汉晚报》报道：一名在高二读书的男生，17岁，感觉腹痛、腹胀半个多月后，竟然被确诊患了结肠癌。

据了解，该学生并无家族病史，饮食及生活习惯尚属正常，但他平时特别爱吃一些高脂肪、高蛋白质及油炸食物。

主诊医生说，该学生的情形非常少见，但如果长期摄入油炸、烟熏、霉变类食物或是被农药、化肥、添加剂污染的食物，都会产生致癌因素。此外，还有不少癌症患者是因为压力大、工作忙、长期过于疲劳，导致机体抗肿瘤免疫力低下。

在大肠癌的发病原因中，饮食习惯所占比重竟高达约70%。所以合理科学地选择食物，建立良好的生活方式，对预防肠癌的发生有着非常重要的作用。

★ 减少动物性饱和脂肪的摄取（如猪油、牛油），以植物性油来取代。

★ 少吃富含动物性脂肪的食物，尤其是如牛、羊、猪肉。

★ 多吃高纤维食物，如蔬菜、水果、全谷类等。

★ 避免摄取腌渍、烟熏的食物。

★ 摄取的食物应以新鲜的为主。

★ 少喝酒和不抽烟。

★ 避免肥胖。

★ 多运动、多喝水，使肠道蠕动正常。

★ 养成每日排便的习惯，避免便秘。

★ 属于高危险人群者应定期检查。

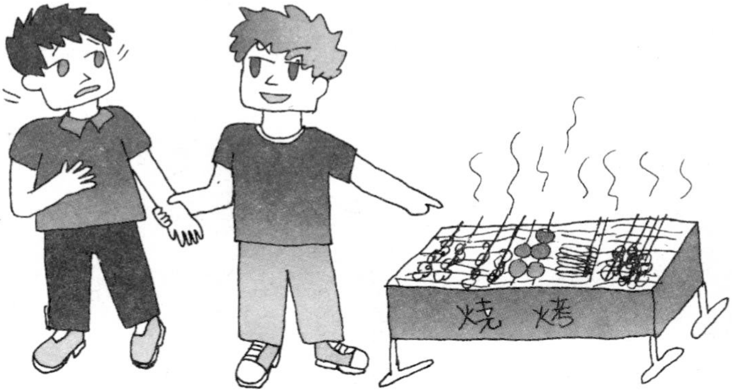

火眼金睛 癌踪细辨

肠癌病魔从萌出到张牙舞爪的肆虐，60%的患者历时大约六个月以上，然而，被发现的早期患者仅占2%～7%。肠癌的早期诊断已成为当前迫切需要解决的问题。下面介绍几种早期诊断方法。

直肠指诊 作为常规的检查方法，此方法虽然只能进行直肠指诊不能直接触及到结肠癌瘤，但有以下几方面的意义：①指套上染有血性粪便即是肠癌可能的间接证据；②排除直肠内原发肿瘤，包括腺瘤和癌；③可触及少数乙状结肠癌和直肠上端癌的肠外肿块；④指诊中发现直肠前 Douglas 窝内有肿瘤浸润，乃是晚期盆腔腹膜播散的征象，提示预后不良。

结肠镜检查 结肠镜检查是诊断结肠癌最主要而有效的手段，因为它能直接看到病变，了解大小，范围，形态，单发或多发，有无其他伴随的病变，最后通过活组织检查明确病变的性质。对 X 线钡剂灌肠不易发现的较小病变能清楚显示，尤其是对 X 线观察到病变不能确定性质的病变组织能直接观察并取病检。如有条件都应争取做结肠镜检查，一方面进一步明确诊断，另一方面还能对结肠的其他部位进行检查，明确有无小的息肉或原发癌。

超声内镜检查 医生将带有超声探头的肠镜导入大肠腔内，在内镜直视下对病变进行超声扫描检查。此法可判断癌病灶的浸润深度，有无邻近脏器的侵犯，以及有无肿大的淋巴结等；还能通过活检孔对组织进行活检及细胞学检查；对肠癌患者选择手术方式也有重要参考价值，可作为实施手术前的常规检查项目。

X线检查 X线检查过去是诊断结肠癌的主要手段，随着结肠镜的出现，其在结肠癌的诊断地位退居其后，但仍是诊断的有效手段之一。主要方法有：腹部平片和钡剂灌肠检查，最好为气钡双重造影，可提高诊断的正确率，显示癌肿的部位及范围。

数字减影血管造影 数字减影血管造影术是传统的X线造影技术与现代计算机相结合的产物。此法能够观察到肠癌的位置、大小、分布和供血情况，也能观察邻近器官的侵犯情况，还能对肠癌患者进行介入治疗。

CT和MRI 电子计算机X射线断层扫描（CT）和磁共振成像（MRI）的优势在于能比较准确地观察到大肠癌局部侵犯的范围，以及有没有肝、骨骼、肾上腺或淋巴结的转移，可以很清楚地观察到癌侵犯肠壁的深度以及周围器官的受累情况。故检查主要用于确定肠癌的分期、判断手术效果、观察有无术后复发，以及制订放疗方案等方面。

肛诊查癌简单有效

直肠癌早期症状不明显，容易与其他肛门疾病相混淆，甚至常常被忽视。伴有便血、排便不规律、大便次数增加、大便有黏液的中老年人尤其需要警惕直肠癌的发生。

肛门指诊是防癌检查的简单而有效的方法，许多直肠癌就是通过肛门指诊发现的。

我国直肠癌的发病率非常高。早期的直肠癌病变虽然局限于黏膜，患者基本上没有任何症状。但是专业医生是很有经验的，指诊下可以触及到稍有隆起的硬块。此时是治疗直肠癌的最佳时机，早期手术的5年存活率接近100%。一般情况下，直肠癌肛门指诊的准确率可以达到90%，也就是说，基本上就可以确定是否有直肠癌。

直肠癌早期很容易与痔疮混杂，如何区分至关重要。大便出血的患者即使患有痔疮，也要高度警惕发生直肠癌的可能，必须进一步检查以排除癌肿的可能。必须重视直肠指检、直肠镜或乙状结肠镜等检查方法的应用。

首先，痔疮通常不会引起排便困难，尤其是大便变细。即使是痔核脱出嵌顿，也仅表现为短期因排便疼痛而不愿用力解大便；一旦水肿及炎症消退，立即恢复正常。

而直肠癌患者早期即出现排便困难，大便变细，伴有腹部膨胀、阵发性腹痛，有时可听到肠鸣音。症状一般不会自行缓解，常呈进行性加重。

其次，直肠癌肿块不会缩小，只会逐渐长大，呈菜花样，淡红色，触之易出血；而痔疮水肿的肿块往往是光滑的，呈暗红色或暗紫色，触之不易出血。

此外，直肠癌晚期有时会因为肿瘤侵犯周围组织而表现相应的症状，如侵犯膀胱可引起尿痛、尿频；侵犯骶前神经会出现剧烈持续的腰骶部疼痛；转移到肝脏可出现肝肿大、黄疸，并有贫血等现象。

查大便与血也能发现肠癌

通过抽血进行实验室检查对查直肠癌、结肠癌也有很大的诊断意义。

粪便潜血试验 此方法简便易行，让患者进食粗纤维和有刺激的食物，促使结肠早期癌肿病灶出血，获得大便潜血试验阳性结果。这是肠癌普查初筛方法。目前常用反向间接血凝法(RPHA)，其敏感性和特异性很强，结合体检，可早期发现结肠癌。

癌胚抗原（CEA）试验 癌胚抗原是一种糖蛋白，常出现在癌症患者的血清中，以大肠癌患者人血清的癌胚抗原阳性率最高。大肠腺瘤恶性变时，CEA 水平也可升高，对估计预后、监察疗效和复发方面具有一定帮助。CEA 单克隆抗体检查提高了 CEA 检测的特异性，可发现隐匿病灶，作出定位诊断。

血红蛋白检查 肠癌多伴发贫血。凡原因不明的贫血，血红蛋白低于 100g/L 者建议做钡剂灌肠或结肠镜排癌检查。

P53 基因诊断 P53 基因突变是大肠癌发生、发展最常见的基因变化之一。我国大肠癌基因突变的阳性率为 52.5%。

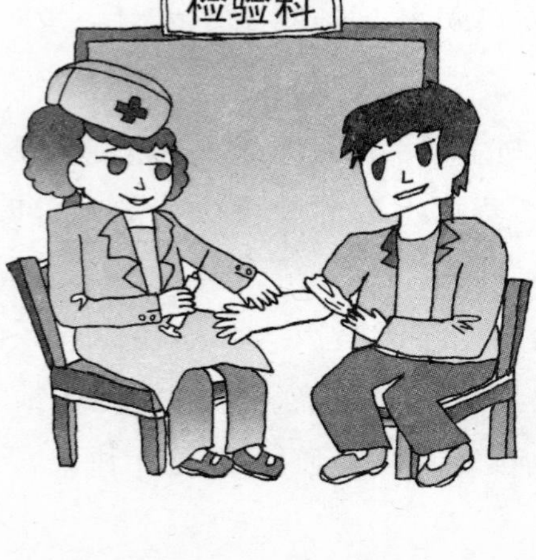

K-ras 基因检测 K-ras 基因在结肠癌中的变化比 P53 基因早，粪便中检测到 K-ras 基因可早期诊断结肠癌，并比结肠镜检有更高的特异性和敏感性。

需要提醒的是：在多次检测情况下，肿瘤标志物如血清癌胚抗原（CEA）有一次升高，且升高的程度不是很明显，一般不能作为肿瘤复发的标志。其原因在于：一些非肿瘤因素，如炎症、梗阻、人工操作等因素，也可导致肿瘤标志物暂时性升高。

结肠癌根除要迫不及待

结肠癌根除要迫不及待，最怕就是消极等待，手术切除是目前的主要治疗方法，并可辅以化疗、免疫治疗、中药以及其他支持治疗等综合治疗手段。

手术治疗 结肠癌根治手术的切除范围须包括癌肿所在肠袢及其系膜和区域淋巴结。结肠癌的预后较好，经根治手术治疗后，癌肿仅限于肠壁内的患者的 5 年生存率有望达到 80%。癌肿穿透肠壁但无淋巴结转移者 5 年生存率有望达到 65%。有淋巴结转移者 5 年生存率有望达到 30%。

化学药物治疗 结肠癌的药物治疗首选化学药物治疗。结肠癌不论辅助化疗或肿瘤化疗均以 5-氟尿嘧啶（5-FU）为基础用药，也可联合应用丝裂霉素、环磷酰胺等。手术后的患者化疗一般 12～18 个月内可使用 2～3 个疗程，5-氟尿嘧啶可口服或静脉给药。口服化疗药物胃肠道反应比静脉给药大，但骨髓抑制反应轻。如果反应较大如恶心、食欲减退、乏力、白细胞和血小板计数下降等，可减少每次用量，或加大间隔期。骨髓抑制明显时可及时停药。

放射治疗 放射治疗多适用于位置较固定的直肠和下段乙状结肠，对于直径＜5 厘米的高分化腺癌效果好。放疗多在术前进行，亦可在术中和术后进行。腔内放疗具有效果好、副作用少等优点。患者接受治疗后局部症状的缓解率可达 50%～85%，一般能取得 6～8 个月的缓解。

热疗 热疗作为大肠癌的常规辅助治疗。术前热疗能提高中、晚期大肠癌手术切除率。

生物免疫治疗 此方法是目前大肠癌治疗的研究方向，例如除传统采用具有免疫功能的制剂进行免疫治疗和免疫疫苗治疗外，目前已开始采用大肠癌患者手术切除标本制备膜抗原包裹于脂质注入大肠癌患者体内，可特异激活患者体内免疫活性细胞，杀死残存癌细胞。

此外，电凝治疗、冷冻治疗、微波治疗、光敏治疗及中医药治疗等亦有一定效果。

综合治疗可对抗直肠癌

尽早手术切除仍是直肠癌的主要治疗方法，千万不能拖延。术前的放疗和化疗可一定程度地提高手术效果。

手术治疗 手术方式的选择根据癌肿所在部位、大小、活动度、细胞分化程度以及术前的排便控制能力等因素综合判断。

在施行直肠癌根治术的同时，要充分考虑患者的生活质量，术后尽量保护排尿功能和性功能。两者有时需权衡利弊，选择手术方式。

直肠癌除了手术治疗外，非手术治疗方法也很多。这些方法既适用于不能耐受手术的晚期直肠癌患者，也可以作为直肠癌手术后的巩固治疗。

放射治疗 手术切除虽然是目前治疗直肠癌的最好治疗手段，但单纯切除后局部仍有较高的复发率，无疑盆腔放射治疗是清除残留癌细胞的好方法。这种辅助性的放射治疗在于杀灭残留癌细胞或降低癌细胞的活性。手术前放射治疗可以提高手术的切除率，降低患者的术后复发率。术后放射治疗仅适用于晚期患者、手术未达到根治或术后局部复发的患者。

化学治疗 化学治疗是直肠癌综合治疗的重要组成部分，目的是减少转移复发。提高患者的生存率。化学治疗可分为术前、术中和术后化学治疗。给药途径有动脉灌注、门静脉给药、静脉给药、术后腹腔置管灌注给药及温热灌注化疗等。一般采用以5-氟尿嘧啶(5-FU)为主的方案。化疗时机、如何联合用药和剂量等依据患者的情况、医师的治疗经验有所不同。

并发症治疗 低位直肠癌形成肠腔狭窄且不能手术者，可用电灼伤、液氮冷冻和激光凝固、烧灼等局部治疗或放置金属支架，以改善症状。

其他治疗 近年来基因治疗、导向治疗、免疫治疗、生物制剂治疗等方法已用于直肠癌的治疗，但多作为辅助治疗，确切疗效有待临床进一步验证。

中药抗癌显锋芒

肠癌的中医中药治疗以“扶正固本”为根本，通过辨证论治可以增强机体的免疫功能，改善肠道症状，改善津液亏损症状，调整机体整体状况，帮助身体及时康复，防止肠癌转移复发。中医中药治疗肠癌的原则是辨证与辨病相结合，局部与整体相结合，扶正与祛邪相结合，以达到扶正培本、清热解毒、活血化瘀、软坚散结之功效。

1. 湿热蕴结证

主证 腹部阵痛，便中夹血，或里急后重，肛门灼热，兼有发热、恶心、胸闷等，舌质红，舌苔黄腻，脉滑数。

治法 清热利湿。

方药 槐角丸(《太平惠民和剂局方》)。槐花 15 克，地榆 15 克，黄芩 10 克，当归 12 克，炒枳壳 10 克，防风 10 克。

分析 本方槐花、地榆清肠凉血止血，黄芩清大肠湿热，当归活血化瘀，炒枳壳、防风宽肠利气。全方清肠止血，疏风利气。但本方清热解毒散结之功不足，在应用时尚需加用清热解毒、化瘀散结之药，加强疗效。

2. 气滞血瘀证

主证 腹胀刺痛，腹块坚硬不移，下痢紫黑脓血，里急后重，舌质紫暗或有瘀斑，舌苔黄，脉涩或弦涩。

治法 行气活血，化瘀解毒。

方药 膈下逐瘀汤(《医林改错》)。归尾 12 克，赤芍 15 克，桃仁 10 克，红花 6 克，川芎 10 克，丹皮 12 克，延胡索 10 克，香附 10 克，乌药 10 克，甘草 10 克，枳壳 10 克，五灵脂 10 克。

分析 本方桃仁、红花、当归尾、川芎、丹皮、赤芍、延胡索、五灵脂活血行气止痛，香附、乌药、枳壳宽肠行气止痛，甘草清解调和诸药。合而成方，活血祛瘀，行气止痛。

3. 脾肾阳虚证

主证 面色苍白，少气乏力，畏寒肢冷，腹痛隐隐，遇寒则甚，喜按喜温。黎明泄泻，或污浊频出，舌质淡胖，舌苔薄白或薄腻，脉沉细无力。

治法 温补脾肾。

方药 参苓白术散(《太平惠民和剂局方》)合四神丸(《证治准绳》)。党参 15 克，白术 10 克，茯苓 10 克，白扁豆 10 克，山药 15 克，薏苡仁 5～30 克，莲子肉 10 克，砂仁 6 克，炙甘草 6 克，桔梗

6克,补骨脂10克,肉豆蔻10克,吴茱萸6克,五味子6克。

分析 党参健脾益气养血,白术健脾燥湿,茯苓健脾渗湿,炙甘草补气和中,四药健脾益气以补脾土;脾失健运,水湿不化,白扁豆、山药、薏苡仁、莲子、砂仁以渗湿和胃,增强祛脾湿之功;补骨脂温肾阳,肉豆蔻暖脾土,五味子、吴茱萸温中祛寒、涩肠止泻。合而成方,共奏温补脾肾,渗湿止泻之功。

4. 肝肾阴虚证

主证 形体消瘦,头晕耳鸣,腰膝酸软,五心烦热,骨蒸盗汗,遗精带下,舌质红或绛,舌苔少或无,脉弦细或细数。

治法 滋补肝肾。

方药 知柏地黄丸(《症因脉治》)。知母12克,黄柏12克,熟地15克,山茱萸10克,山药12克,丹皮10克,泽泻10克,茯苓10克。

分析 熟地滋阴补肾,生血填精,山茱萸补肝肾、涩精秘气,山药补脾固肾,丹皮清肝火,凉血退虚热,泽泻泻肾浊,茯苓渗脾湿,共奏滋补肝肾之功,再加知母、黄柏以滋肾降火,则真水得补,阴火得降。

5. 气血两虚证

主证 面色苍白,唇甲不华,少气乏力,神疲懒言,脱肛下坠,舌质淡,舌苔薄白,脉细无力。

治法 补益气血。

方药 八珍汤。人参15克,白术10克,茯苓10克,当归15克,白芍10克,熟地15克,川芎10克,甘草6克。

分析 人参甘温,大补元气;白术苦温,健脾燥湿;茯苓甘淡,健脾渗湿;甘草益气和中。四药共成健脾益气之功。熟地甘温,滋阴补血;当归辛甘温,养血和血;芍药甘酸,敛阴和营;川芎辛温,活血行气。此四药共成补血活血之功。全方合奏益气补血之功,为气血双补的基础方剂。

专家提示

结肠癌的术后复发率高达30%~50%，因此患者出院后应坚持定期随访。一般主张第1年每隔2~3个月复查一次，第2~5年每隔3~6个月复查一次，而5年以后可每隔一年复查一次，直至终身。

癌症性格要不得

癌症的发生和发展与人的心理因素有着密切的关系。中医学认为，人的喜、怒、忧、思、悲、恐、惊七情是致病的重要因素。如果一个人的情绪过于波动，可致阴阳失调，气血不和，脏腑功能紊乱，或正气耗损而生癌。

一些内在的个性因素也能诱发癌症，称为"癌症性格"。这些精神心理因素虽不能直接致癌，却能以一种慢性的持续性刺激来影响和降低机体免疫力，增加癌症发生率。与普通人相比，有癌症性格或易招惹是非的人，更容易患包括肠癌在内的消化系统和淋巴系统癌症；性格忧郁、感情不外露的人，患癌症的危险性比性格开朗的人高15倍。

癌症性格主要表现为：

- 性格内向，表面上逆来顺受，毫无怨言，内心却怨气冲天，痛苦挣扎，有精神创伤史；
- 情绪抑郁好生闷气，不愿宣泄；
- 生活中一件极小的事便可使其焦虑不安，心情总处于紧张状态；
- 表面上处处以牺牲自己来为别人打算，但内心却又极不情愿；

- 遇到困难，开始不尽力去克服，拖到最后又要做困兽之斗；
- 害怕竞争、逃避现实，企图以姑息的方法来达到虚假的心理平衡。

癌症是一类心身相关性的疾病，心理因素直接或间接有致癌作用。有1/3的癌症由“心”而生，而至少有40％的癌症患者死于心理因素，包括孤独、恐惧、绝望、极度悲哀情结。孤独、寂寞的生活方式可使癌症的发病率增加2～3倍。而摆脱孤独的最好“疫苗”是多参加社会活动。

正如佛教精义所言：身心健康的力量不是来自于外物，而是出于内心。

肠癌手术患者的心理护理

对肠癌患者来说心理护理显得尤为重要。通过心理护理改变患者的心理状态和行为，促进患者康复，目的是提高肠癌者的生活质量。

1. 术前心理护理

解除患者的焦虑，鼓励患者及家属说出对疾病的感受，尤其是因病可能带来的生理、心理、社会、家庭等方面的影响，然后有的放矢针对性地帮助患者尽快适应环境，产生信赖及安全感，从而增加对手术治疗的信心，主动配合治疗。

注意观察患者的情绪反应，尤其应鼓励患者诉说自己的心理感受，不要隐瞒恐惧心理，可从患者的话语中分析原因和恐惧程度，给患者必要的指导和帮助，让患者学会减轻或消除恐惧心理的调节方法，如听音乐、看电视、看书、外出散步、肌肉放松训练、聊天谈心等，消除恐惧心理。

手术前医生应做好病情介绍，说明手术、麻醉的必要性和安全性，使患者消除顾虑，增强战胜疾病的信心。

切记，对患者态度要和蔼、热情，注重语言技巧，是术前心理护理中不可或缺的。

2. 术后心理护理

及早告之手术效果　患者渴望了解手术效果，当患者从麻醉中醒来，首先想到手术是否成功，迫切希望得到的是医护人员的满意答复，所以应尽早告知手术顺利、成功、手术效果好，让患者以舒畅的心情接受手术后治疗。

术后疼痛　患者术后的疼痛不仅与手术部位、切口方式和镇静剂的应用恰当与否有关，而且与每个患者的疼痛阈值，耐受能力和对疼痛的经验有关。患者如果注意力过度集中，情绪过度紧张，就会加剧疼痛。因此护理人员应体谅和理解患者的心情，从每个具体环节来减轻患者的疼痛，如术后 6 小时内给予药物止痛可以极大地减轻术后的疼痛，让患者听喜欢的音乐也能减轻疼痛。

术后抑郁反应　术后患者平静下来之后，大都出现抑郁反应。要准确地分析患者的性格、气质和心理特点，注意他们的语言含义。主动关心和体贴他们，协助解决困难，让患者安心休养。

结肠造瘘术后护理　首先要消除患者对造瘘口的恐惧感。接受结肠造瘘术的患者的心理反应分为四个不同的阶段，即震惊、防御性退缩、认知和适应。在最初两个阶段患者表现出拒绝看造瘘口或表现出冷漠的态度，此阶段护理人员不宜急着教患者如何做造瘘口的护理，而是应非常轻柔、细致、耐心地为患者做好瘘口护理，同时主动介绍造瘘口的情况及其他患者造瘘术的心理变化过程。如患者关心造瘘口的护理，主动提出问题，应抓住契机，给予详细解释和指导，调动其主观能动性，增强患者的信心。

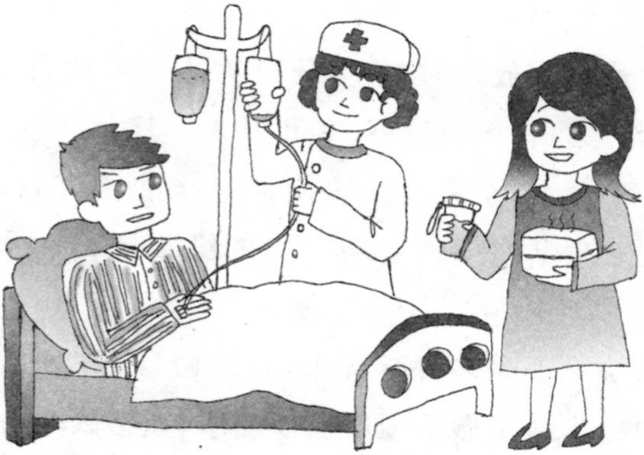

肠癌的心理自疗法

有一个故事,一家肿瘤医院近来接连死了两个癌症患者,顿时给病房笼罩上了悲伤忧郁的气氛,许多住院患者情绪低落,有的茶饭不思,有的拒绝打针吃药,有的甚至面壁恸哭。

医生急忙请来一位心理医生。心理医生经过深入调查,了解到患者都抱着绝望的心态,于是编了一套"不必伤心"的劝说词:"癌症并非不治之症。得了癌症有两种可能:一种是早期患者,一种是晚期患者。早期患者可以根治,你不必伤心。晚期患者也有两种可能:一种是经过治疗可以治愈,一种是一时未能治愈但还能活上几年。可以治愈的当然不必伤心。能够再活几年的也有两种可能:一种是随着医学技术的发展可使症状缓解,存活期延长;一种是到时确实医治无效而死。存活期延长的不必伤心,医治无效嘛……不必伤心,因为你已经死了,还有什么可伤心的呢?"

听到这里,患者都"扑哧"一声笑了起来,这笑声驱散了几天来笼罩在病房里的愁云惨雾,问题解决了。

想想心理医生的话,既幽默又颇有道理。当然,对患者来说,除了服从医生的心理治疗外,心理自疗也非常必要。请尝试以下几种心理疗法：

想象疗法　在放疗时，想象免疫力正在杀死自己体内的癌细胞；没事时，想象自己全身通畅，和正常人一样；

信心疗法　相信现代医学技术完全能治好自己的疾病，这样，心情状况及生活态度也会随之变得积极起来，身体的免疫力也会随之增强；

行为疗法　平时多听听音乐，以放松身心，但时间不宜过长，音量不宜太高；生活中做些力所能及的事，以活跃身心；

运动疗法　多到室外参加一些自己喜爱的娱乐活动，如钓鱼、下棋、跳舞等，既锻炼了身体又愉悦了心情；

幽默疗法　多收听收看一些幽默诙谐的喜剧段子，在笑声中摒弃杂念，达到忘我、忘形的境界；

发泄疗法　多与人聊天、沟通、交流经验等，在推心置腹、开诚布公的谈心中减轻思想负担，释放郁闷，消除顾虑。

以上几种方法中，以信心疗法最为重要。科学研究证明，每个人都有一种超乎寻常的潜能，它一旦被激发出来，会产生意外收获，甚至出现奇迹。信心就可以激发这种潜能。所以只要患者尽快摆脱不良情绪，下决心顽强地战胜疾病，相信定有奇迹发生。

专家提示

医学专家通过对无数癌症患者所作的心理研究表明：患者的心理活动、情绪好坏、生活态度等，对病症的转归与康复起着至关重要的作用。

药食携手胜癌魔

肠癌患者的饮食有讲究,不能凑合,下面所介绍的肠癌药食选方,均有扶正抑癌的功效。

方一、菱粥

原料 带壳菱角 20 个,蜂蜜 1 匙,糯米适量。

制法 将菱角去壳洗净捣碎,放瓦罐内加水先煮成半糊状。再放入适量糯米煮粥,粥熟时加蜂蜜调味。

用法 经常服食。

功效 具有润肠健体的作用。

方二、藕汁郁李仁蛋

原料 郁李仁 8 克,鸡蛋 1 只,藕汁适量。

制法 将郁李仁与藕汁调匀,装入鸡蛋内,湿纸封口,蒸熟即可。

用法 每日 2 次,每次服 1 剂。

功效 具有活血、止血、凉血的作用,大便有出血者可选用。

方三、瞿麦根汤

原料 鲜瞿麦根 60 克或干根 30 克。

制法 先用米泔水洗净,加水适量煎成汤。

用法 每日服用 1 剂。

功效 具有清热利湿的作用。

方四、茯苓蛋壳散

原料 茯苓 30 克,鸡蛋壳 9 克。

制法 将茯苓和鸡蛋壳烘干,研成末混合即成。

用法 每日 2 次,每次服 1 剂,用开水送下。

功效 具有疏肝理气的作用,腹痛、腹胀明显者可选用。

方五、桑椹猪肉汤

原料 桑椹50克,大枣10枚,瘦猪肉适量。

制法 桑椹、大枣、猪肉和盐适量一起熬汤至熟。

用法 经常服食。

功效 具有补中益气的作用,感下腹坠胀者可用此方。

方六、荷蒂汤

原料 鲜荷蒂5个,如无鲜荷蒂可用干荷蒂替代,冰糖少许。

制法 先将荷蒂洗净、剪碎,加适量水,煎煮1小时后取汤,加冰糖后即成。

用法 每日3次服用。

功效 具有清热、凉血、止血的作用,大便出血不止者可用此膳。

方七、鱼腥草莲子汤

原料 鱼腥草10克,莲子肉30克。

制法 将鱼腥草和莲子肉用水煎汤即成。

用法 每日2次,早晚服用。

功效 具有清热燥湿、泻火解毒的作用,里急后重者宜用。

方八、木瓜炖大肠

原料 木瓜10克,猪大肠30厘米。

制法 将木瓜装入洗净的大肠内,两头扎紧,炖至熟烂,即成。

用法 饮汤食肠。

功效 具有清热和胃、行气止痛的作用。

方九、水蛭海藻散

原料 水蛭15克,海藻30克。

制法 将水蛭和海藻干研细末,分成10包即成。

用法 每日2包,用黄酒冲服。

功效 具有逐瘀破血、清热解毒的作用。

方十、菱薏藤汤

原料 菱角10个，薏苡仁12克，鲜紫苏12克。

制法 将紫苏撕成片，再与菱角、薏苡仁用水煎汤即成。

用法 每日服食3次。

功效 具有清热解毒、健脾渗湿的作用。

方十一、肉桂芝麻煲猪大肠

原料 肉桂50克，黑芝麻60克，猪大肠约30厘米。

制法 洗净猪大肠，将肉桂和芝麻装入大肠内，两头扎紧，加清水适量煮熟，去肉桂和黑芝麻，调味后即成。

用法 饮汤吃肠。

功效 此膳外提中气，下腹坠胀、大便频繁者可选用。

下面介绍几则治疗肠癌癌痛的食疗方。

方十二、青木香橘皮粉

原料 青木香100克，鲜橘皮100克。

制法 将青木香、鲜橘皮分别拣杂、洗净，晒干或烘干，青木香切成极薄片并剁碎，鲜橘皮切碎，共研成细末，瓶装，防潮，备用。

用法 每日3次，每次15克，温开水送服。

功效 行气止痛，抗癌解毒。本食疗方适用于大肠癌患者腹部胀痛。

方十三、乌药蜜饮

原料 乌药15克，元胡15克，半枝莲20克，蜂蜜30克。

制法 先将乌药、元胡、半枝莲分别拣杂、洗净，晾干或晒干，乌药、元胡切成薄片，半枝莲切成碎小段，同放入沙锅，加水浸泡片刻，煎煮20分钟，用洁净纱布过滤，去渣，收取滤汁放入容器，调入蜂蜜，拌和均匀即成。

用法 早晚2次分服。

功效 行气活血，散寒止痛。本食疗方适用于大肠癌寒凝气滞引起的腹部疼痛。

方十四、大黄红枣茶

原料 生大黄6克，红枣20枚。

制法 先将生大黄拣杂、洗净，晒干或烘干，切成薄饮片，备用。将红枣拣杂，淘洗干净，放入沙锅加水浸泡片刻，大火煮沸后，改用小火煨煮40分钟，连同煮沸的大枣煎汁冲泡大黄饮片，或直接将大黄饮片投入大枣煎液中，将沙锅离火，静置片刻即成。

用法 早晚2次分服，饮汤汁，嚼食大黄饮片及红枣。

功效 清热化湿，缓急止痛。本食疗方适用于大肠癌热积气滞引起的腹胀、腹痛、大便干结等症。

肠癌患者能运动吗

以前癌症患者在治疗期间总是多休息少运动，以减少体力消耗。但美国的一项最新研究发现，癌症患者在治疗期间适当运动有益于身体健康。

美国运动医学院研究人员发表报告说：他们分析对比了两组癌症患者的康复情况，实验组患者在治疗期间参加适当运动，而对照组人员在治疗期间只静养不运动。结果发现，实验组患者的康复状况不仅好于对照组，而且存活率也高于后者。

研究人员因此建议，癌症患者及经历过癌症并已康复的人应当坚持中等强度的有氧健身运动，运动量相当于每周从事有氧运动约150分钟。

研究人员指出：适当运动对癌症患者是安全的，可以帮助改善患者的体质，从而有效地抵御化疗、放疗等治疗所造成的不良反应等。此外，适当运动还可以帮助癌症患者恢复自信，改进生活质量。

癌症患者在身体允许的情况下应尽量避免静养不动，但不必达到正常人的运动量，每位患者应根据自己的身体状况制订最合适的健身计划。

专家提示

美国檀香山医学中心的一项研究证实，增加体力活动可减少结肠癌发生的危险。

专家们认为，运动可增加消化液分泌，促进消化，并能刺激结肠蠕动，减少粪便在肠道内贮留时间，促进排便，从而使脂肪分解物中的一些致癌物质与结肠黏膜的接触机会减少，其结果便可使结肠癌发生的危险减少。

肠癌患者的健身康复法

★ **腹背运动** 两脚开立与肩同宽，两臂伸直随上体前俯、后仰（向前挺髋）。每次做 8×4 拍，做 3～5 组。每日早、晚各 1 次。可促进肠道蠕动，增强消化功能。

★ **仰卧起坐** 仰卧，两臂在体侧伸直或抱头，两腿不动，上体向脚方向屈后又躺下，反复做 8 个，做 4 组。每天早晚各 1 次。通过运动可以达到健肠强胃的作用。

★ **腹部按摩** 坐姿，以左手叉腰（拇指在前，四指在后），右手从胃部开始向左下方擦揉，经小腹、右腹还原于胃部为一次，共按摩 36 次。然后，以右手叉腰，左手按摩 36 次，方法同上，方向相反。也可取仰卧式按摩（不需叉腰）。按摩时自然放松，轻重适度，过饱、过饥、极度疲乏或情绪不稳定时都不宜进行按摩。

★ **腹式呼吸** 吸气时小腹徐徐鼓起(上腹必随之而起),呼气时小腹慢慢收回。行、立、坐、卧,随时随地均可练习。通过腹部的一起一伏,可以达到按摩内脏的作用,增强肠的蠕动功能,避免消化不良和便秘的发生。

★ **散步和慢跑步** 摆臂迈步,呼吸自然,腹肌收缩运动对肠胃起到一定的按摩作用,使肠胃的蠕动加快,消化液分泌增多。因此,散步与慢跑步可以促进消化与吸收加强。

★ **打太极拳** 太极拳以腰部为轴,胸腹联合运动较多,能促进腹腔的血液循环,改善肠胃的营养,增加肠的蠕动,提高肠胃的消化功能。

★ **简易穴位按摩运动法** 一般人不易准确掌握穴位的具体位置,不宜操作。最简单的方法可以将手掌搓热,然后螺旋按摩疼痛不适部位即可。

适度而规律的运动,可以促进身体机能,增强肠道的消化、吸收和蠕动功能,提高身体的新陈代谢率,同时帮助放松心情,能有效预防肠癌的发生。

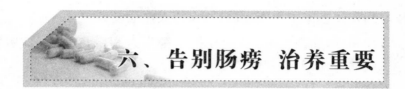

六、告别肠痨 治养重要

肠结核防甚于治。应加强日常生活的卫生宣教,监督管理,禁止随地吐痰,讲究饮食卫生,提高全民防痨抗痨意识。

肠结核知识要知晓

青壮年容易患肠结核,并且女性略多于男性。肠结核是因结核杆菌侵犯肠道而造成的慢性感染。

典型的肠结核临床表现为:

腹痛 因病变常累及回盲部,故疼痛最常见于右下腹。医生检查身体触诊时可发现局限性压痛点。疼痛亦可位于肚脐周围,系回盲部病变牵引导致。这种疼痛一般较轻,呈隐痛或钝痛,亦有表现为间歇性疼痛,常于进餐时或餐后诱发。疼痛时常想解大便,解便后可以使疼痛缓解。

腹泻与便秘 腹泻是结核杆菌肆虐,形成肠道炎症和溃疡的刺激,使肠蠕动加速、排空过快以及继发性吸收不良导致。另外还可间有便秘,粪便呈羊粪状,或腹泻与便秘交替出现。

腹部可以摸到肿块 主要见于增生型肠结核,肠壁局部增厚形成肿块。腹部肿块常位于右下腹,中等硬度,可有轻压痛,有时表面不平,移动度小。增生型肠结核加重时还可以引发肠梗阻。

全身症状 出虚汗、体乏无力、浮肿、贫血、消瘦等。

肠结核防甚于治。应加强日常生活的卫生宣教,监督管理,禁止随地吐痰，讲究饮食卫生，提高全民防痨抗痨意识。在公共场所进餐时提倡用一次性碗筷进餐。牛奶应经过灭菌消毒。患有肺结核或喉结核患者不要吞咽唾液，并保持大便通畅。

合理膳食，加强营养，多途径摄入维生素和微量元素，以增强免疫力。

坚持锻炼身体，提高机体抗病力，才能远离结核病。

五招认清肠结核

肠结核好发于青壮年人。对于原有肠外结核，尤其是开放性肺结核，或与开放性肺结核患者有密切接触史者，近期又出现大便干结、腹泻和腹痛等症状，并伴有下午发热、出虚汗等情况时应高度怀疑肠结核的可能。认清肠结核有下述五招。

第一招、身体检查 腹部检查发现右下腹压痛，或伴包块，或出现原因不明的肠梗阻。

第二招、血常规检查 可有轻、中度贫血，红细胞及血红蛋白常偏低，白血球计数正常，淋巴细胞增高。在活动性病变患者中，血沉多明显增快。

第三招、粪便检查 粪便多为糊样，一般不含黏液或脓血，常规镜检可见少量脓细胞和红血球。溃疡型肠结核粪便镜检可见少量脓细胞和红细胞。粪便浓缩找结核杆菌，阳性者有助于肠结核的诊断，但仅对痰液检查阴性者才有意义。

第四招、X线检查 X线胃肠钡餐造影或钡剂灌肠造影对肠结核的诊断具有重要意义。表现主要为黏膜皱襞粗乱、增厚，溃疡形成。溃疡型肠结核病变肠段钡剂排空很快，充盈不佳，呈激惹征象，而病变上下肠段充盈，称跳跃征。增生型肠结核表现为肠腔狭窄，肠壁僵硬，结肠袋消失，假息肉形成。但对于并发肠梗阻者，应慎重使用钡剂。

第五招、结肠镜和病理检查 肠结核病变多见于回盲部。活检如能找到干酪样坏死性肉芽肿或抗酸杆菌有确诊意义。

小贴士

早期肠结核因症状多不明显，诊断常有困难，有时X线检查也呈阴性，因而对怀疑为肠结核的患者，应定期随诊或进行诊断性抗结核治疗。

征服肠结核的西医手段

1. 药物治疗

肠结核的治疗强调早期、联合、适量及全程用药。抗结核药物治疗，一般可分长程疗法与短程疗法：

长程疗法 此系标准疗法，用异烟肼、链霉素两药或加对氨基水杨酸三药联合应用，全程需12～18个月；

短程疗法 疗程缩短至6～9个月，其疗效和复发率与长疗程法可取得同样满意效果。一般用异烟肼和利福平两种杀菌剂联合，对严重肠结核或伴有严重肠外结核者，宜加链霉素或吡嗪酰胺或乙胺丁醇三药联合。此种短疗程法需注意药物对肝脏的损害。可用利福啶代替利福平，毒性似较利福平为低。

对症处理 腹痛可用颠茄、阿托品或其他抗胆碱药物。不完全性肠梗阻有时需行胃肠减压，并纠正水、电解质紊乱。有贫血及维生素缺乏症表现者，对症用药。

2. 手术治疗

手术治疗主要限于完全性肠梗阻，或部分性肠梗阻经内科治疗未见好转者；急性肠穿孔引起粪瘘经保守治疗未见改善者；大量肠道出血经积极抢救未能止血者。

在肠结核手术治疗中，对病变周围粘连紧密、包裹成团的肠管，如果没有梗阻存在不要进行广泛分离，以免损伤肠壁造成更严重的粘连、梗阻甚至肠瘘。另外，术后要继续抗结核及全身支持治疗。

肠结核的中医药疗法

肠结核属中医的“痢疾”、“腹痛”、“泄泻”等范畴。

1. 中草药方

（1）脾肾阳虚

治则 益气温阳，健脾补肾。

方药 附子理中丸合四神丸加味。

附子 6 克、干姜 9 克、党参 12 克、白术 12 克、山药 15 克、白扁豆 15 克、补骨脂 9 克、吴茱萸 3 克、肉豆蔻 9 克、百部 15 克、陈皮 6 克、甘草 6 克。随症加减。

（2）瘀血阻滞

治则 化瘀消积，行气化滞。

方药 少腹逐瘀汤加味。

当归 9 克、川芎 9 克、赤芍 9 克、五灵脂 9 克、蒲黄 9 克(包煎)、没药 6 克、枳壳 12 克、延胡索 9 克、干姜 9 克、小茴香 6 克、百部 15 克、甘草 6 克。随症加减。

（3）正虚邪实

治则 益气养阴，化瘀祛邪。

方药 异功散合秦艽鳖甲散加减。

黄芪 15 克、党参 12 克、白术 12 克、茯苓 12 克、鳖甲 15 克、知母 9 克、白芍 9 克、当归 9 克、秦艽 9 克、青蒿 9 克、地骨皮 9 克、百部15克、乳香6克、没药6克、三棱9克、莪术9克、陈皮6克、甘草6克。随症加减。

2. 中成药方

- 补脾益肠丸，每次4.5克，每日2次。
- 固本益肠丸，每次4.5克，每日2次。
- 芩部丹片，每次5片，每日2次。

3. 简便方

- 百部20克，水煎服，每日1剂。
- 山药500克，蒸熟后去皮捣烂成泥状，鲜藕500克捣烂搅汁，两者混匀后食用，常服有效。

小贴士

中医学认为肠结核患者应该重视休息疗养，配合食疗、体疗，加强摄生，戒酒色，节起居，息妄想，适寒温，方能提高疗效。

肠结核食疗方和不宜食用的食物

肠结核患者在抗痨治疗的同时应重视休息疗养，配合食疗、体疗，戒酒色，方能提高疗效。

肠结核患者的食疗方

★ 嫩光鸡1只（乌骨鸡更佳），加黄芪20克、西洋参3克、百部10克、冬笋片30克、熟火腿3片，文火炖2小时后食用。

★ 光鸭1只，冬虫夏草10克，冬虫夏草装入鸭腹，加调料蒸2小时取出食用。

★ 活甲鱼1只（约500克），加调料，清蒸至烂熟后食用。

★ 百合20克、麦冬10克、百部10克，共煎取汁，与粳米100

克一起煮粥食用。

肠结核患者不宜食用的食物

茄子　结核病患者在抗结核治疗中食茄子容易过敏。

牛奶　口服利福平切勿同时进食牛奶等饮料，以防影响药物的吸收。服用异烟肼不宜食用乳糖及含乳糖的食品，因为乳糖能完全阻碍人体对异烟肼的吸收，使之不能发挥药效。

鱼类　肠结核患者饮食上还要注意某些鱼类过敏，能引起过敏的鱼类一般为无鳞类和不新鲜的海鱼、淡水鱼。无鳞鱼类有金枪鱼、鲐鲅鱼、马条鱼、竹荚鱼、鱿鱼、沙丁鱼等；海鱼，如带鱼、黄花鱼等；淡水鱼，如鲤鱼、鲫鱼等。

用异烟肼药物抗痨治疗结核病过程中，食用以上这些鱼类易发生过敏症状，轻者头痛、头晕、恶心、皮肤潮红、结膜轻度充血；重者颜面潮红、有灼热感、心悸脉快、口唇和面部有麻胀感、荨疹样皮疹、恶心、呕吐、腹痛、腹泻、呼吸困难、血压升高，甚至发生高血压危象和脑出血。

在烹调鱼类时加入适量山楂然后清蒸或红烧，或加一些醋，可降低组织胺含量，减少过敏发生几率。

七、都市肠病 康复调心

肠易激综合征被称为“时髦”的都市肠病。患者心理困扰是主因。预防要分两步走：第一步为患病前的预防；第二步为患病后防止病情加重以及防止治疗后复发的举措。

“时髦”的都市肠病——肠易激综合征

肠易激综合征被称为“时髦”的都市肠病。近年来，都市人群特别是白领们生活节奏加快、对工作和生活质量要求高，由此而造成的心理困扰越来越重，加上饮食结构的改变，神经、精神、感染等因素综合作用，导致此病的发病率逐年攀升。

中青年是此病的高发人群，其中女性发病多于男性，脑力劳动者明显高于体力劳动者。

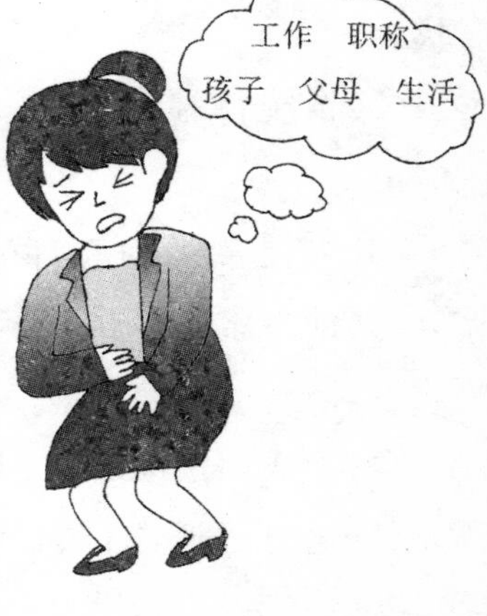

肠易激综合征容易与其他肠病混淆，只有仔细检查后才能分辨清楚。

腹痛 几乎所有患者都有不同程度的腹痛。部位不定，以下腹和左下腹多见。多于解大便或排气后缓解。

腹泻 一般每日 3～5 次左右，少数严重发作期可达十余次。大便多呈稀糊状，也可为成形软便或稀水样。多带有黏液，部分患者粪质少而黏液量很多，但无脓血。排便不干扰睡眠。部分患者腹泻与便秘交替发生。

便秘 排便困难，粪便干结、量少，呈羊粪状或细杆状，表面可附黏液。

其他消化道症状 腹胀、排便不尽感、排便窘迫感。

全身症状 相当一部分的患者可有失眠、焦虑、抑郁、头昏、头痛等精神症状。

都市肠病三步可锁定

确诊肠易激综合征要分三步走。

第一步，要认清本病的特征性精神异常症状，如情绪不安、抑郁、易激动等。

第二步，通过各种检查手段，鉴别并排除其他类似疾病。需要鉴别的疾病包括结肠肿瘤、炎症性肠病、肠道感染、结肠憩室、慢性胰腺炎、吸收不良综合征、糖尿病、甲亢及乳糖不耐受症等。

第三步，排除了上述疾病，符合下列条件者可锁定为本病。

(1)以腹痛、腹胀、腹泻及便秘等为主诉，伴有全身性神经官能症状。

(2)系统体检：身体情况良好，无消瘦及发热，仅发现左腹部压痛。

(3)大便常规检查，除粪便呈水样便，软便或硬块，可有黏液外，无其他异常。多次粪常规及培养(至少 3 次)均阴性，粪潜血试验阴性。

(4)X 线钡剂灌肠无阳性发现，或可见钡餐迅速充盈小肠和结肠，小肠通过迅速，时间显著缩短，结肠肝曲、脾曲可有大量积气。便秘型肠易激综合征患者，检查可见结肠袋加深或有局限性痉挛，病情严重者可见降结肠以下结肠袋消失。结肠腔变细呈直管样条索状，或变细与轻度扩张交替出现，但从无黏膜破坏、溃疡、固定性狭窄或充盈缺损等表现。

(5)结肠镜显示肠黏膜正常，组织学检查基本正常。部分患者肠蠕动亢进。

小贴士

中医认为，肠易激综合征属于祖国医学的"腹痛"、"便秘"与"郁证"范畴。从病变的部位来看，虽病在大肠，但却与肝、脾、胃等脏腑功能失调有关。

肠易激综合征的分型治疗

肠易激综合征是一种世界范围内的多发病，我国约有10%～20%的人有本病表现，女性多于男性，其中半数为青壮年。

西医将肠易激综合征分为腹泻型、便秘型和腹泻与便秘交替型。常用治疗药物如下。

胃肠解痉药 此类药可以缓解肠道痉挛引发的腹痛、腹胀不适。如匹维溴胺为选择性作用于肠道平滑肌的钙通道阻滞剂，故副作用少，用法为50毫克口服，3次/日。

止泻药 洛哌丁胺或复方地芬诺酯止泻效果较好，适用于腹泻症状较重者，但不宜长期使用，一般的腹泻宜使用吸附止泻药如双八面体蒙脱石(思密达)等。

泻药 对便秘型患者可酌情使用泻药，如车前子制剂和天然高分子多聚糖等，但不宜长期使用。

抗抑郁药 对腹痛、腹泻症状重而上述治疗无效且精神症状明显者可试用，常用药为：多虑平、氟西汀等。若结合心理和行为疗法，包括心理治疗、催眠术、生物反馈疗法效果更好。

联合治疗用药 奥美拉唑肠溶片、谷维素片、马来酸曲美布丁片等。

肠道菌群调节药 如双歧杆菌三联活菌胶囊、乳酸杆菌等制剂，可纠正肠道菌群失调，对缓解腹胀、腹泻症状有效。

促胃肠动力药 如枸橼酸莫沙必利分散片（新络纳）有助改善便秘症状。

复方制剂 如复方谷氨酰胺肠溶胶囊，适用于腹泻与便秘交替型患者。可改善肠道的吸收、分泌及运动功能；增强肠黏膜屏障功能，阻止或减少肠内细菌及毒素进入血液；促进受损肠黏膜的修复及功能重建。

肠易激综合征的中医辨证施治

肠易激综合征属于中医学“腹痛”、“泄泻”、“便秘”等证范畴。其病因不外情志所伤、饮食不节、六淫入侵，导致脾胃肠道功能失常而发病。辨证施治分以下五型。

肝气乘脾

由于忧郁伤肝，肝失条达，气机不畅，逆犯脾胃，纳化失常，迫气下行而致。症见腹胀、腹痛，肠鸣泄泻，大便清稀，水气并下，泻后痛缓，与情绪有关。舌质淡，苔薄白，脉象弦细。治宜抑肝扶脾，理气燥湿。方选痛泻要方化裁，药用白术、白芍、陈皮、防风、柴胡、苍术、枳壳、厚朴、苏梗、芡实、川楝子、广木香等。

脾胃虚弱

由于饮食不节，损伤脾胃，运化失职，升降失常，水谷下注，并走大肠而致。症见大便溏泻，遇油腻甚，腹胀不适，食少纳差，面色萎黄，身倦肢困。舌质淡，苔白，脉象细弱。治宜健脾益胃，理气温中。方选砂半理中汤化裁，药用砂仁、半夏、党参、白术、干姜、枳壳、附子、陈皮、白扁豆、薏苡仁、炒山药、炙甘草等。

寒湿阻滞

由于外感寒邪，内伤饮食，累及脾胃，寒湿内生，阻遏脾阳，下注大肠而致。症见便溏或泄，粪质清稀，或下白黏，里急后重，头身重困，脘闷纳呆。舌质暗淡，苔薄白，脉象沉细。治宜温中散寒，健脾燥湿。方选胃苓汤化裁，药用苍术、厚朴、陈皮、白术、茯苓、桂枝、猪苓、炮姜、车前子、肉豆蔻等。

脾肾两虚

由于久病不愈，引起肾阳亏虚，不能温煦脾土，运化失职，大肠传导失常而致。症见五更泄泻，完谷不化，泻后腹痛，迁延日久，腰膝酸软，四肢欠温。舌质淡胖，苔白，脉象沉迟。治宜健脾补肾，温阳固涩。方选四神丸加味，药用肉豆蔻、补骨脂、五味子、吴茱萸、赤石脂、白芍、干姜、延胡索、党参、白术、茯苓、炙甘草等。

肠易激综合征的饮食原则

原则一、避免过度饮食　一日三餐应当做到定时定量、避免饥饱不定。规律而有节制的饮食方式有益于肠道消化吸收功能平衡，而无节制的饮食，尤其是暴饮暴食，则可造成肠道功能严重紊乱，诱使病情复发或加重。所以，肠易激综合征患者应特别重视节制饮食并合理安排一日三餐，以防止饮食规律紊乱。

原则二、防止大量饮酒　酒精可造成肠道运动及消化吸收功能障碍，加重腹胀、腹痛症状，大量饮酒还可刺激肠黏膜，降低局部抵抗力而造成肠黏膜损伤，加重消化不良及腹泻。肠易激综合征患者，一定要彻底戒酒，务必做到滴酒不沾。

原则三、不要喝咖啡　对肠道而言，咖啡是一种刺激性饮料，与酒精一样可造成肠道的运动及消化功能障碍，加重腹胀、腹痛症状，所以，肠易激综合征患者最好避免饮用咖啡。

原则四、不吃高脂饮食 肠易激综合征患者的饮食要以清淡、易消化、少油腻为基本原则。任何情况下的高脂饮食都可造成消化功能减退，加重肠胀气症状，且易诱发便秘，因而，要限制脂肪的摄取，特别要严格限制动物脂肪的摄取。

原则五、少吃产气食物 产气食物进入肠道后，经肠道细菌的分解可产生大量气体，造成肠道扩张和肠蠕动缓慢，可致使患者出现肠胀气、腹痛、腹泻和便秘等症状。碳酸饮料、豆类、薯类、葡萄、甘蓝和苹果等都属于产气食物，必须严格限制患者食用这些食物。

小贴士

许多人喜欢用果胶、嗜酸菌、角豆粉、大麦、香蕉、干酪及各式各样的奇特食物来治疗腹泻。因为这些东西能约束肠子，延缓其蠕动。但实际上，这只是延缓有问题物质待在体内的时间，而此刻人体真正需要的是将引发腹泻的物质排出体外，所以最佳的方法仍是顺其自然地排掉。

肠易激综合征的食疗验方

方一、八宝山药糕

原料 鲜山药250克，赤小豆150克，芡实米30克，白扁豆、云茯苓各20克，乌梅数枚，果料及白糖适量。

制法 将赤小豆制作成豆沙，加适量白糖。将云茯苓、白扁豆、芡实米研成细末，加少量水蒸熟。鲜山药煮熟去皮，加入茯苓等煮熟的药粉，拌成泥状，在盘中薄薄铺上一层，再将豆沙铺一层，如此铺数层，成千层糕状。最外层上面点缀适量果料，上锅蒸熟取出。以乌梅和白糖熬成浓汁，浇在糕上即可食用。

用法 空腹顿食或佐餐，连用4～5天。

功效 健脾和中，止泻益肠。

方二、荔肉莲子山药粥

原料 干荔枝肉50克，山药、莲子各10克，大米50克。

制法 将干荔枝肉、山药、莲子捣碎，加水适量煎煮至烂熟时，加大米煮粥。

用法 每晚趁热服食。

功效 健肠止泻。

方三、煨山芋

原料 山芋1个，黄土250克。

制法 用黄土调水和匀，包好山芋置灶内煨熟，去泥去皮。

用法 每日1个，可随意常食。

功效 益肠止泻。

方四、苡仁粥

原料 薏苡仁30克，大米30克。

制法 薏苡仁与大米同煮成粥。

用法 每日1次，空腹顿食，3～5天为1个疗程。

功效 健脾益肠，祛湿止泻。

方五、珠玉二宝粥

原料 山药、薏苡仁各60克，柿饼30克。

制法 先把薏苡仁煮至烂熟，而后将山药捣碎，柿饼切成小块，同煮成糊粥。

用法 每天分2次服食，空腹或佐餐食之。5～7天为1个疗程。

功效 健脾益肠利湿。

方六、豆蔻馒头

原料 白豆蔻 15 克,面粉 1000 克,酵面 50 克。

制法 白豆蔻研细末。面粉加水发面,揉匀,待面发好后加入碱水适量,撒入白豆蔻粉末,用力揉匀,做成馒头蒸熟。

用法 可做早餐主食。

功效 温中健肠,理气止痛。

方七、芡实山药粥

原料 芡实、干山药片各 30 克,糯米 50 克,砂糖适量。

制法 芡实、干山药片、糯米同煮成粥,加糖调味。

用法 可作早、晚餐食用。

功效 补脾益气,固肠止泻。

方八、荔枝粥

原料 干荔枝肉 50 克,山药、莲子各 10 克,粳米 100 克。

制法 先将干荔枝肉、山药、莲子洗净,加水适量共煮,至莲子软熟,再加入粳米,煮成粥。

用法 每日 1 次,作晚餐食用。

功效 健肠补肾。

方九、山药羊肉粥

原料 山药(研泥)100 克,羊肉(煮熟取出切碎)100 克,粳米 250 克,羊肉汤适量。

制法 将粳米加羊肉汤、清水适量,煮成粥,再放入羊肉末、山药泥稍煮调味即可。

用法 可作早、晚餐或作加餐食用。

功效 温补脾肾,涩肠止泻。

方十、参枣米饭

原料 党参10克，大枣20个，糯米250克，白糖50克。

制法 将党参、大枣泡发煮半小时，捞出，汤备用，糯米蒸熟。把枣摆在糯米上面，再把汤液加白糖煎熬成黏汁，浇在枣饭上即可。

用法 作主食食用

功效 补气健脾，益肠止泻。

小贴士

饭前一小时吃水果最为有益。餐后立即吃水果不利于消化，会影响胃肠道健康。

肠易激综合征预防两步走

对于肠易激综合征这个“都市时髦病”的预防要分两步走：第一步，患病前的预防；第二步，患病后防止病情加重以及防止治疗后复发的举措。

未病前肠易激综合征的预防

★ 适当参加文体活动，积极锻炼身体，增强体质，预防疾病。

★ 对可疑不耐受的食物，如虾、蟹、牛奶、花生等尽量不食，辛辣、冰冻、油腻生冷食物及烟酒要禁忌。同时避免泻药及理化因素对肠道的刺激。饮食定量，不要过饥过饱，养成良好的生活习惯。

★ 避免精神刺激，肠易激综合征的患者存在个性异常，焦虑、抑郁积分显著高于正常人，应激事件发生频率亦高于正常人。解除紧张情绪，保持乐观态度是预防本病的关键。

已病后肠易激综合征的预防

☆ 少食多餐。腹泻的患者应食少渣、易消化、低脂肪、高蛋白食物;便秘者应食多纤维蔬菜、粗粮等,建立定时排便习惯。避免过食生冷及刺激性食物。

☆ 参加适当的工作,劳逸结合,建立良好的生活习惯。

☆ 精神护理很重要,医护人员必须与家属互相配合,解除患者的思想顾虑,消除紧张情绪,树立战胜疾病的信心。

八、盲目清肠 黑变病访

市面上有很多畅销的排毒减肥产品是含蒽醌类泻剂的，如果使用频率过繁，最终将导致结肠黑变病。由于黑变的肠子黏膜比正常黏膜容易发生腺瘤性息肉和癌变，所以结肠黑变病也被当成是一种“癌前病变”。

结肠黑变病离肠癌有点近

很多人都有习惯性便秘。大便解不出来就只好用泻药，一泻痛快，认为是给肠子洗了一个澡。久而久之，一旦做个肠镜检查，就会吓一大跳，发现自己的肠子已经布满了黑色的斑纹，是什么让肠子变黑了呢？原来是泻药惹的祸。

肠子变黑了，这是一种黏膜色素沉着性病变，医生称之为结肠黑变病，是一种非炎症性的、良性可逆性疾病。但是由于黑变的肠子黏膜比正常黏膜容易发生腺瘤性息肉和癌变，所以结肠黑变病也被当成是一种“癌前病变”。

现在市面上确实有很多畅销的排毒减肥产品，宣称可以排宿便，给肠道“洗澡”。它们大多以大黄、番泻叶、芦荟、决明子、虎杖等为主要原料，通过蒽醌类化合物产生的化学刺激，促进结肠蠕动，从而引起排便。这种“排毒”说白了就是人为造成腹泻。长期这样做的后果会造成肠道功能紊乱，还可能损伤肠黏膜，如蒽醌类泻剂使用频率过繁，最终将导致结肠黑变病。

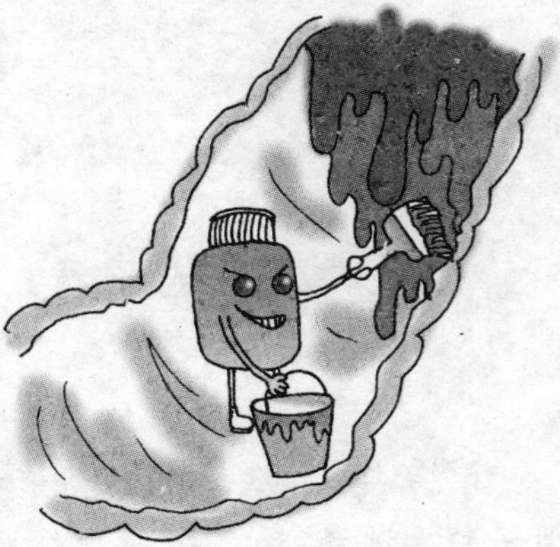

其实，最好的清肠方法就是养成良好的生活饮食习惯，养成定时排便习惯；清晨饮一杯温开水；睡前顺时针按摩腹部；不偏食，多吃粗纤维食物，都可以促进肠蠕动，有助于排便。此外，增加肠道的有益菌群也是调节肠道功能的一个好方法，市场上出售的含双歧杆菌的饮料可适当摄取。低聚糖也能够促进肠道有益菌群的生长，含低聚糖较为丰富的食品有大豆及其制品，大蒜、葱头等也都含有低聚糖。

对于较顽固的便秘，应寻求医生的帮助，检查分析引起便秘的原因，以求对症治疗，在治疗便秘的同时，避免引发其他副作用。

已经患有结肠黑变病的朋友也不要过于紧张，停止服用泻剂，回归正常良好的清肠方法，并到医院寻求专业的帮助，结肠黏膜的黑色素沉着将不再加深，也可能逐渐消退直至恢复正常，从而避免或减少进一步的病变发展。

结肠黑变病的检查方法

很多患者很好奇结肠黑变病到底是一个什么情况，有什么特征？如何能检查出来？

这里要提醒大家，对于一些没有特殊疾病症状和体征的人，最好是每年做一次全面体检。一些认为身体特别健康的人，往往会突然倒下，是因为什么呢？是他们平时从未考虑过要对身体做检查，然后却被一些隐性的疾病给击倒了。

结肠黑变病就属于这种隐性疾病，无特异性症状和体征。发现它主要依靠肠镜及病理学检查。对习惯性便秘、腹泻、便血和长期服用泻剂的患者，应定期进行结肠镜检查，并应警惕结肠黑变病及肠癌和息肉恶变。

调查显示，结肠黑变病患者不仅大肠腺瘤性息肉发生率较高，更有甚者，大约有20%～30%可并发肠癌。因此，建议不要长期依赖泻药来通便或者减肥。

使用结肠镜进行检查可以看得真真切切。全部检查者均应插镜至回肠末端。然后退镜仔细观察各肠段黏膜，于可疑病变处取活检，将标本置于固定液中送病理检查。

病理学检查可以发现肠固有膜水肿，巨噬细胞内含有大量色素颗粒，散在或成簇出现，黑色素染色阳性，即可确诊结肠黑变病。

结肠黑变病容易与脂肪泻患者的“棕色肠道综合征”混淆。脂肪泻患者是肠道平滑肌细胞核周围的色素沉着，呈棕褐色，肠黏膜固有层内无色素沉着，这些与结肠黑变病不同。结肠黑变病患者还应与出血性结肠炎及肠黏膜下片状出血鉴别，后两种病变多较局限，并且病变黏膜呈紫红色。

专家提示

患了结肠黑变病首先要纠正不良排便习惯，定时排便，多食纤维素性食物，多吃蔬菜、水果，减少便秘的发生，同时多饮温盐水，改善睡眠，稳定情绪，少用蒽醌类泻剂。停药6个月以上肠道色素可逐渐消失。

四把“扫帚”扫除结肠黑变病

对付结肠黑变病，可以准备几把肠道“扫帚”，来清除身体内的有害物质。

中药——药物“扫帚” 以清润健肠法为原则,即应用清热解毒、理气润肠的中药可最大限度地降低患者对蒽醌类泻剂的依赖性。

例方:条参15克、云苓15克、葛根12克、黄芩9克、白术12克、防风12克、山楂15克、二芽18克、厚朴9克、连翘9克、莱菔子12克、法夏9克、薏米15克,水煎,每日1剂,每日3次口服,连服10～15天。

食物纤维——物理“扫帚” 食物纤维具有独特的物理特性,能促进肠蠕动,防止便秘;还能像海绵一样,吸附肠内的代谢废物及随食物进入人体内的有毒有害物质,减少肠壁对废毒物质的吸收,同时又像一把刷子,可清除黏藏在肠壁上的废毒物质和致病菌,对结肠黑变病有很好的协助治疗作用。

益生菌——生物“扫帚” 益生菌是对人体有益的细菌,可以维持肠内菌群平衡。益生菌大体分三大类,包括乳酸杆菌类、双歧杆菌类、革兰氏阳性球菌。长期坚持服用益生菌制剂能防治腹泻、便秘,增强人体免疫力,缓解过敏反应,降低血清胆固醇,预防癌症,抑制肿瘤生长。对结肠黑变病有较好的辅助疗效,老少皆宜。

抗氧化剂——化学“扫帚” 抗氧化剂是一种由维生素、矿物质和酶组成的物质,能防止自由基的生成。结肠黑变病患者应适当加强抗氧化剂的摄入。富含抗氧化剂的食物包括:蔬菜类,如花椰菜、西红柿、青椒、卷心菜、苋菜等;水果类,如柚子、鲜枣、柑橘、刺梨、甜瓜等;坚果类食品,如山核桃、杏仁、花生、葵花籽、松仁等;植物油,如葵花籽油、芝麻油、橄榄油、菜籽油等。

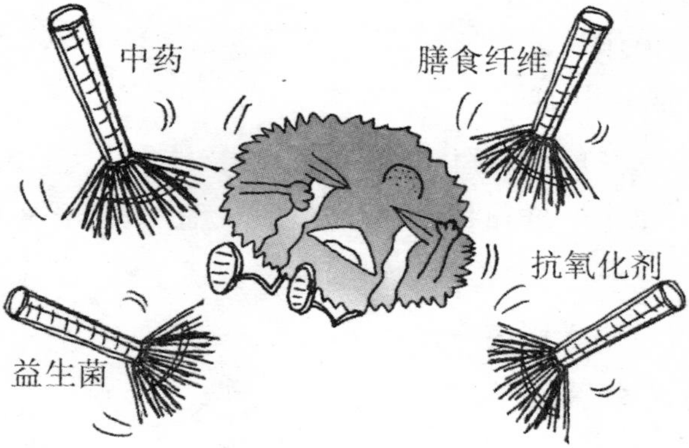

结肠黑变病的饮食康复法

1. 蜂蜜甘蔗汁

原料 蜂蜜、甘蔗汁各1杯。

制法 拌匀即成。

用法 每日早、晚空腹饮用。

功效 适用于热秘，并有润肠之功效。

2. 黄芪玉竹煲兔肉

原料 黄芪、玉竹各30克，兔肉250克，盐适量。

制法 将原料加水煮熟，用盐调味即可。

用法 佐餐服用。

功效 适用于气虚便秘。

3. 首乌红枣粥

原料 何首乌30克，红枣10枚，冰糖适量，粳米60克。

制法 先将何首乌水煎取药汁，再与红枣、粳米共煮粥，加入冰糖即可。

用法 每日早、晚服食。

功效 适用于血虚便燥。

4. 芝麻核桃粉

原料 黑芝麻、核桃仁各250克，蜂蜜适量。

制法 将黑芝麻和核桃仁炒熟，研成细末，装于瓶内。

用法 每日1次，每次30克，加蜂蜜适量，温水调服。

功效 适用于阳虚冷秘。

5. 鸡火白菜汤

原料 白菜500克，鸡肉25克，火腿25克，盐3克，胡椒粉1克，味精2克，鸡油20克。

制法 先将大白菜心放入沸水锅内汆一下捞起。再将熟鸡肉、火腿均切成薄片。炒锅置旺火上，下猪油烧至三成热。放入白菜、火腿、鸡片炒一下；加入鸡汁、胡椒粉、精盐、味精烧沸出味；淋鸡油，倒入汤碗内即成。

用法 佐餐食用。

功效 具有润燥、利肠、通便之功效。

6. 参芪芝麻汤

原料 黄芪10～20克，党参15～30克，黑芝麻12～24克（布裹），玉竹15～30克，陈皮5克。

制法 将原料放入砂锅内煲汤。

用法 每天2次服用。

功效 适用气虚便燥，津液不足之便秘。

7. 橘皮蜂蜜饮

原料 橘皮20克，蜂蜜、白糖适量。

制法 将橘皮洗净、切细丝，加白糖、蜂蜜适量，煮沸，冷却。

用法 每次1汤匙，每日服3次。

功效 可治便秘，经常喝点蜂蜜水，也可解除便秘之苦。

8. 雪耳大枣汤

原料 雪耳 10 克，大枣 15 枚，冰糖适量。

制法 将原料隔水炖 1 小时后服食。

用法 每日早、晚各服食 1 次。

功效 适用于便结难解，头晕心悸，面色黄苍白者。

9. 红薯粥

原料 红薯 250 克，大米 50 克。

制法 红薯削皮、切块，同大米一同放入锅中，加水适量，煮成粥。如治便秘，可在粥中加点香油。

用法 每日早、晚服用。

功效 有清热、解毒、润肠之功效。适用于便秘等症。

九、防治便秘 切莫大意

便秘对身体的危害很大，可以引发痔疮，加重心脑血管疾病，形成腹疝，引发结肠癌、直肠癌，有损美容等。

不良生活习惯是便秘的主因

如果每周排便次数少于3次，并伴明显排便困难，这种情况就称为便秘。常吃的食物种类、生活习惯、环境因素、精神状态等都可以影响排便习惯。

便秘在程度上有轻有重，在时间上可以是暂时的，也可以是长久的。由于引起便秘的原因很多，也很复杂：肠癌、肠息肉等引发的肠梗阻可致便秘；肠蠕动减弱或丧失可致便秘；肠痉挛可致便秘；老年人直肠黏膜感受器敏感性减弱导致粪块在直肠堆积可致便秘，等等。

更常见的是生活习惯不良导致的便秘：

(1)没有养成定时排便的习惯，忽视正常的便意，日久引起便秘；

(2)饮食过于精细少渣，缺乏食物纤维，由于纤维缺乏令粪便体积减小，黏滞度增加，在肠内运动缓慢，水分过量被吸收而导致便秘；

(3)液体量摄入不足；

(4)活动量小，如不爱活动或活动困难者，特别是因病卧床或乘坐轮椅，缺乏运动性刺激以推动粪便的运动，就不容易排便。

中医则认为：便秘主要由燥热内结、气机郁滞、津液不足和脾肾虚寒所引起。

便秘对身体的危害很大，可以引发痔疮，加重心脑血管疾病，形成腹疝，有损皮肤健康，引发结肠癌、直肠癌等。

所以，一旦发生便秘，尤其是比较严重的，持续时间较长的便秘，应及时到医院检查，查找引起便秘的原因，以免延误原发病的诊治，并求得及时、正确、有效地解决便秘的痛苦，切勿滥用泻药，得不偿失。

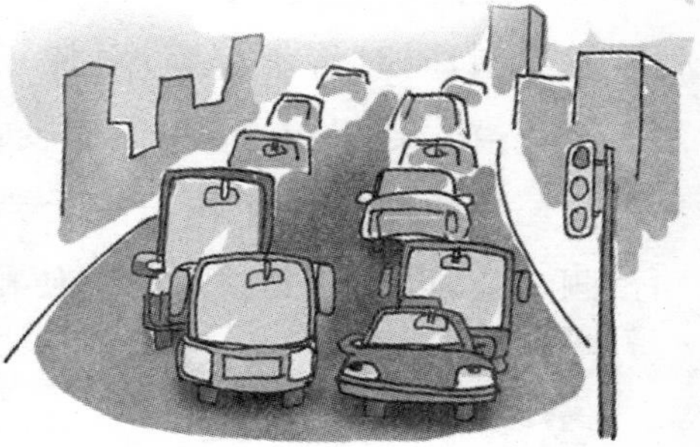

便秘查因环环留意

便秘患者需要在医生指导下进行常规检查排除相关病变，如做肛门指检、粪便隐血实验、肠镜等。

当检查发现有肠道病变时，需根据病因治疗。如果未发现问题，应考虑是功能性的，医生会根据情况有选择地进行下列特殊检查。

结肠传输时间测定　方法为：在早餐时随试验餐吞服 20 个不透 X 线的标志物，相隔一定时间后（例如在服标志物后 24 小时、48 小时、72 小时）拍摄腹部 X 片。医生会根据腹部 X 片上标志物的分布判断便秘的类型，它是便秘分型的一种主要检查方法。

肛门直肠测压　可以检测肛门肌肉的压力及直肠的感知功能和直肠壁的顺应性等，可判断肛门压力和感觉功能是否异常，这也是便秘分型的一种检测方法。

结肠压力监测　此法是在生理情况下连续 24 小时、48 小时监测结肠压力变化。可测定结肠是否运动无力，对便秘的治疗有指导意义。

气球排出试验 此试验是肛门有无排出障碍的筛选试验。对检查发现是阳性的患者，需要做进一步检查。

其他还有排粪造影、盆底肌电图、阴部神经潜伏期测定、肛门超声内镜等检查，可以了解便秘产生的原因。

经过上述检查后，专业医生会根据检查结果判断便秘的病因、程度及类型，同时作出诊断，对便秘累及范围（结肠、直肠、肛门或伴上消化道）、受累组织（肌肉病变或神经病变）、有无局部的结构异常与便秘的因果关系作出综合判断，然后制订有效的治疗方案和预测疗效，以期达到根本解决便秘的目的。

专家提示

便秘者有以下情况应去医院接受医生的诊治和检查：

- 自幼儿时期开始就有持续的、较严重的便秘，甚至无明显便意感；
- 在从未发生过便秘的情况下突然出现便秘；
- 粪便中带有血丝或黏液，尤其是血色不新鲜时；
- 大便变形，带有凹槽或有受压的痕迹。

告别便秘有三法

1. 针灸疗法

刺大肠俞、天枢、支沟等穴。实秘用泻法；虚秘用补法；冷秘可加艾灸；热秘可加针刺合谷、曲池；气滞秘加针刺中脘、行间；气血虚弱加针刺脾俞、胃俞；冷秘可加灸神阙、气海。

2. 按摩疗法

摩腹 仰卧于床上，用右手或双手叠加按于腹部，按顺时针做环形而有节律的抚摸，力量适度，动作流畅，约3～5分钟。

按揉天枢穴 仰卧于床上，用中指指腹放在同侧的天枢穴上，中指适当用力，顺时针按揉1分钟。

中掌揉脘穴 仰卧于床上，左手的掌心紧贴于中脘穴上，将右手掌心重叠在左手背上，适当用力揉按1分钟。

推肋部 仰卧于床上，两手掌放在体侧，然后用掌根从上向下推两侧肋部，反复做1分钟。

按揉关元穴 仰卧于床上，用一手中指指腹放在关元穴上，适当用力按揉1分钟。

提拿腹肌 仰卧于床上，两手同时提拿捏腹部肌肉1分钟。

推擦腰骶部 坐于床上，两手五指并拢，以掌根贴于同侧的腰骶部，适当用力自上而下地推擦数次，直至腰骶部发热为度。

按揉肾俞穴 坐于床上，两手叉腰，两拇指按于两侧肾俞穴上，适当用力按揉1分钟。

3. 生活疗法

★ 每天至少要喝8～10杯水，最好是当天烧开后自然冷却的温开水，并坚持每晚睡前、夜半醒时和晨起后各饮一杯白开水。

★ 常吃富含膳食纤维的食物，如全谷(粗粮)食品、薯类、蔬菜类(如青菜、白萝卜、韭菜、芹菜、丝瓜、菠菜、海带、西红柿)、水果类(如苹果、香蕉、梨等)，每天可适当选择其中几种食物搭配食用，以刺激肠道蠕动，加快粪便排出。进食食物还要熟软，这样有利于脾胃消化吸收及肠道排泄。

★ 养成每日定时大便的习惯，即便无便意，仍要定时去厕所，久之可形成反射性排便习惯。排便时不看书、不听广播，精神要集中。大便后用温水清洗肛门及会阴部，保持清洁。

★ 适度运动，每天早晚慢跑、散步，促进胃肠道蠕动。另外，早晚各做一次腹式呼吸。

★ 每天早晚及午睡后以两手相叠揉腹，以肚脐为中心，顺时针揉 100 次。可促进腹腔血液循环，助消化、通肠胃，从而促使大便顺畅排泄。

便秘食疗选方荟萃

方一、桂花核桃冻

原料 核桃肉 250 克，奶油 100 克，鲜桂花 15 克，白糖和水适量。

制法 核桃肉加水磨成浆汁，与适量白糖和奶油搅匀，煮沸后装盆冷却(最好放入冰箱内冻结)，食用时用刀划成小块，撒上鲜桂花即可。

用法 常食有效。

功效 有清热解毒作用。适用于肠燥便秘等症。

方二、姜糖番薯

原料 番薯 500～1000 克，生姜 3 片，红糖适量。

制法 番薯削皮切成小块，加适量水煮熟，加生姜 3 片、红糖适量，再煮片刻即可食用。

用法 每日服 1 剂，每周 3 次。

功效 有宽肠通便、益气生津、补中和血作用，可治老年人肠燥型便秘、妇女产后血虚便秘。

方三、猪油蜜膏

原料 猪油 100 克，蜂蜜 100 克。

制法 猪油和蜂蜜分别用小火煎沸，停火待凉，油蜜混合搅匀。

用法 每次食用一汤匙，每日两次。

功效 有补虚润燥作用，可治便秘肠燥、身体消瘦等症。

方四、萝卜麦糖饮

原料 新鲜白萝卜2000克，麦芽糖30克。

制法 新鲜白萝卜洗净，捣烂取汁，加入麦芽糖，隔水炖化后趁热饮服。

用法 每日1剂，连续3～5天。

功效 有清热、润燥作用，适用于肠燥便秘等症。

方五、冰糖杏仁糊

原料 南杏仁15克，北杏仁3克，大米50克，冰糖和清水适量。

制法 南杏仁、北杏仁清水泡软后去皮；大米50克，清水浸泡，与南、北杏仁一起磨浆，加适量冰糖和清水煮成糊状。

用法 常食有效。

功效 有下气润肠作用。适用于老年人肠燥便秘等症。

方六、郁李仁粥

原料 郁李仁10克，大米100克。

制法 将郁李仁择净，捣碎，放入锅中，加清水适量，浸泡5～10分钟，水煎取汁，加大米煮为稀粥即成。

用法 每日1剂，连续食服2～3天。

功效 可润肠通便，利水消肿。适用于大便干燥难解者。

小贴士

古代医家提出的“要想长生，肠中常清”的道理对保持肠道健康至关重要。

方七、麻子仁粥

原料 麻子仁20克，大米100克，白糖适量。

制法 将麻子仁择净，放入锅中，加清水适量，浸泡5～10分钟，水煎取汁，加大米煮粥，待熟时调入白糖即成。

用法 每日服1剂，连续服3～5天。

功效 可润肠通便，滋养补虚。适用于邪热伤阴，或素体火旺、津枯肠燥所致的大便秘结、脘腹胀满、恶心欲呕等。

方八、蜂蜜粥

原料 大米50克，蜂蜜适量。

制法 将大米淘净，放入锅中，加清水适量煮粥，待熟时调入蜂蜜，再煮两沸即成。

用法 每日服1剂，连续服3～5天。

功效 润肠通便。适用于体虚津亏所致的大便秘结等。

方九、土豆粥

原料 土豆100克，大米50克。

制法 将土豆去皮，洗净，切粒，与大米同放入锅中，加清水适量煮粥。

用法 每日1剂，连续服食3～5天。

功效 可益气健脾，解毒通便。适用于脾胃亏虚所致的脘腹疼痛、大便秘结等。

方十、麻油拌菠菜

原料 新鲜菠菜250克，食盐、麻油少许。

制法 将菠菜洗净，待锅中水煮沸，放入食盐，再把菠菜放入沸水中烫约3分钟取出，加入麻油拌匀即成。

用法 常食有效。

功效 润肠通便，适用于大便干结者。

方十一、芝麻粥

原料 黑芝麻30克，粳米100克。

制法 将黑芝麻淘洗干净，晾干炒熟研碎，与粳米同煮成粥。

用法 常食有效。

功效 润肠通便。

方十二、北杏炖雪梨

原料 北杏10克，雪梨1个，白砂糖30克。

制法 将原料同放碗中，加适量清水，隔水蒸熟（约1小时）即成。

用法 喝汤吃梨，常食有效。

功效 养阴通便，适用于阴虚便秘。

方十三、无花果蜜糖粥

原料 大米50克，无花果30克，蜂蜜适量。

制法 将大米和无花果洗净，放入锅中，加水适量同煮成粥，喝粥时调入蜂蜜。

用法 每日服1剂，每周3次。

功效 消食润肠。

小贴士

饭后马上吃水果会影响消化功能，尤其是老年人，长期饭后吃水果易致便秘。

方十四、紫菜芝麻拌饭

原料 紫菜100克，黑芝麻、白芝麻各120克。

制法 将紫菜剪成细丝，再将黑芝麻、白芝麻用擀面杖擀碎。将这3种原料拌在一起贮存在瓶子里。

用法 每餐舀一两勺和米饭拌在一起吃。

功效 紫菜富含胡萝卜素、钙、钾、铁等营养物质，能促进肠胃运动；芝麻则含有大量氨基酸、食物纤维和矿物质，能促进排便。

方十五、醋拌圆白菜

原料 圆白菜500克，醋30毫升，高汤、黄酒、盐适量。

制法 将圆白菜加少许盐，放入开水中焯一下，放凉后挤干水分，切成块，再把醋、高汤、黄酒、盐混合后煮开制成汤料。待汤料变凉后和圆白菜一起倒入密封瓶内，储存一天即可食用。

用法 常食有效。

功效 圆白菜含有丰富的多种维生素和膳食纤维，能增强肠胃蠕动。

方十六、醋腌莲藕

原料 莲藕1000克，糖、盐、醋和香油适量。

制法 将莲藕焯一下，放入适量的糖、盐、醋和香油，拌匀。将拌好的莲藕存放在密封瓶内，腌一天即可食用。

用法 每天作为佐餐时的小菜。

功效 莲藕能清除肠道污物，防止大便板结，刺激肠蠕动防止便秘。

方十七、拌海带黄豆

原料 海带300克，黄豆100克。

制法 将海带切成丝，用开水焯熟；将黄豆煮熟。将海带和黄豆放凉，控干水分，再加入盐、酱油、味精、葱花搅拌均匀即可。

用法 作为佐餐时的小菜。

功效 海带含有丰富的食物纤维，可以促进肠道蠕动、增加排便量；黄豆中的不饱和脂肪酸能促进排便，丰富的食物纤维则可以吸收肠内水分，使排便量增加。

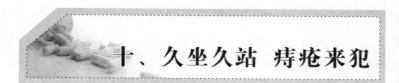

十、久坐久站 痔疮来犯

人久站或久坐是痔疮发生的原因之一。痔疮虽是难言之隐，但要及时治疗，对医生不妨直言。加强锻炼、预防便秘、注意科学饮食、保持肛门周围清洁等均是预防痔疮发生的重要手段。

痔疮是人类的“专利”

说来好笑，痔疮居然是人类的“专利”，爬行动物没有患痔疮的。直立行走使猿向人类进化，由于地心引力，痔疮成为这一伟大进程中的一点麻烦事。

痔疮随年龄的增长而增多，也就是说：儿童、青少年发病率低，成年人发病率高，年龄越大，发病率越高。从职业上看：从事久站、久坐、少活动工作的人发病率较高，如汽车司机、教师、理发师、民警、售货员等。

人久站或久坐是痔疮发生的原因之一，长期负重远行，肛门直肠位于下部，由于重力和脏器的压迫，静脉向上回流受阻，容易扩张屈曲即形成痔疮。

因遗传关系使静脉壁先天性薄弱，抗力低，不能耐受血管内压力，也会逐渐扩张形成痔疮。

局部刺激和饮食不节：肛门部受冷、受热、便秘、腹泻、过量饮酒和多吃辛辣食物，都可刺激肛门和直肠，使痔静脉丛充血，影响静脉血液回流，以致静脉曲张。

此外,肛门静脉压力增高疾病如肝硬变、腹内压力增加疾病如子宫肿瘤、肛门部感染等均会使静脉曲张逐渐加重,生成痔块。

如果在大便时出血,感觉有东西脱出肛门外,或肛门外有肿物疼痛,分泌物增加,就可能是得了痔疮。

患了痔疮还表现在:

便血 有喷射状出血、点滴出血、手纸带血等,血色鲜红,可发生在便前或便后,或单纯便血,或与粪便混杂而下。

便秘和排便时间延长 每次排便可长达10～30分钟以上,粪便硬如羊粪,且数量少。

肛门肿物脱出 肛管内的突起物或赘生物经肛门脱出,重者在咳嗽、下蹲、用力等即可脱出。

此外,肛门瘙痒、肛门疼痛、肛门坠胀也很常见。

痔疮摸底 千方百计

通过检查对痔疮病情进行摸底,直接关系到治疗质量和预后。下面这些手段可以帮助医师作出准确判断。

(1)**问诊** 看病时医生会对痔疮患者提出问题,收集与痔疮有关的信息,如到目前为止痔疮的发生经过、自觉症状,自己曾经试过的治疗方法,是否有便秘?大便形态及次数等都需要问。当然,对药物过敏的患者更应如此。

(2)**视诊** 用双手将肛门向两侧牵开,内痔多可在肛门视诊下见到。对有脱垂者,最好在蹲位排便后立即观察,这可清楚地看到痔块大小、数目及部位的真实情况,特别是诊断环状痔,更有意义。

(3)**直肠指诊** 内痔无血栓形成或纤维化时,不易扪出,但指诊的主要目的是了解直肠内有无其他病变,特别是排除直肠癌及息肉。

（4）**肛窥镜** 如果指诊发现了相应的目标，为了进一步确诊，可以使用肛窥镜。先观察直肠黏膜有无充血、水肿、溃疡、肿块等，排除其他直肠疾患后，再观察齿线上部有无痔，若有，则可见内痔向肛窥镜内突出，呈暗红色结节，此时应注意其数目、大小和部位。

（5）**肠镜检查** 无论在任何情况下，痔的部位以及有出血时其出血的部位在哪里，都是很重要的。如果用痔疮常规检查方法仍不能找到出血点，就要借助肠镜检查。

（6）**实验室检查** 根据患者的具体情况应作必要的实验室检查，特别是对需要做痔疮手术治疗的患者，更应作常规检查，如血常规、血小板、出凝血时间、血沉、凝血酶原时间、尿常规、粪便常规及肝肾功能等检查，如在正常范围内方可作手术治疗，如超过或过低，则考虑暂缓手术或不宜手术，或经一段时间治疗后复查属正常还需稳定一段时间再考虑手术治疗。

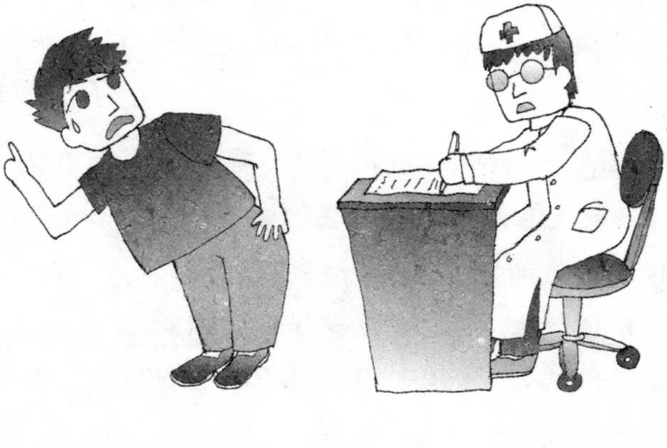

痔疾斩草要除根

常用的治疗痔疮的方法有下述几类。

1. 药物疗法

枯痔散疗法 将枯痔散涂于痔核表面，使痔核坏死、干枯脱落、伤口自愈，此法适用于Ⅲ期内痔及嵌顿痔。

口服中药 运用益气固脱、收敛止血、涩肠化痔的内服中药如痔炎消颗粒，以减少出血或使出血停止、痔核缩小、减少脱出、减轻或消除症状。

外用药物 ①采用清热解毒，固脱涩肠的中药，煎汤外洗，如苦参汤。可用于各种患者，均有较好疗效。②运用皮肤易吸收之中药或中西药合剂，制成药膏、药布，贴于脐部或骶尾部之长强穴进行治疗，也有很好的疗效。③局部用药，如九华痔疮栓、马应龙麝香痔疮膏，适用于各型痔疮。

2. 手术疗法

外科手术疗法，切除痔核，仍是目前最常用的治疗方法，包括结扎法、胶圈套扎法、痔切除等。有下列痔疮指征需手术治疗：

- 经常大便出血，发作频繁，便血量较多，保守（药物）治疗效果不明显；
- 痔核较大，便后脱出肛门外，不能自行回纳肛内，需用手托、平卧休息、热敷才能回纳肛内；
- 痔核脱出且嵌顿肛外，内痔嵌顿，外痔水肿，肛门疼痛；
- 外痔痔体较大，且经常发炎伴有肿痛；
- 血栓性外痔，痔体较大不能自行吸收，疼痛剧烈。

3. 其他疗法

药物注射疗法 将硬化剂直接注射于痔核内，可使痔核硬化萎缩或使痔栓坏死脱落。

枯痔疗法 可使痔组织发生异常和化学炎症反应，引起纤维组织增生，达到治疗痔疮目的。

红外线治疗 采用红外线照射或烧烙痔核，从而使痔核萎缩。

冷冻疗法 即使用冷冻机、液态氮作冷冻剂，把痔核冻成块，让其坏死脱落。

激光疗法 采用CO_2或 YAG 激光切除痔核，适用于各类痔疮。其特点是出血少。

物理治疗 如温水坐浴等对症状轻微的痔疮有效。

小贴士

PPH 痔疮微创术被称为“时尚”的痔疮微创手术，即吻合器痔环切术，其原理是：保留肛垫，将部分内痔及痔上黏膜、黏膜下组织环行切除吻合的同时，进行瞬间吻合。既阻断了痔的血液供应，又将滑脱组织悬吊固定，将病理状态的肛管直肠恢复到正常的解剖位置。

痔不同 不同治

一般的患者 有时候，痔疮从肛门内膜向外突出而非静脉曲张，假使出现这种外突性痔疮，不妨试着用手将它推回肛门内。因为垂在外面的痔疮容易演变成血块。

经常久坐的人 患者可以坐在圈环形的垫子上：这种中空式的坐垫颇适合需经常久坐的人，尤其是当有痔疮发作的患者。

孕妇 孕妇容易发生痔疮，部分原因是由于子宫恰好坐落在与肛门静脉相通的血管上方，不断长大的子宫压迫血管，使血流受阻，发生痔疮。治疗孕妇痔疮的方法是每 4～6 小时左身侧躺 20 分钟左右，这样可减轻下半身重量对重要血管的压力。

老年人 老年人由于肛门部的神经、血管、肌肉韧带等都已松弛无力，极易患痔疮，治疗时尤为棘手。最好是采用内服润肠化痔药物，再结合外用中药熏洗，或涂上治痔的膏或栓，保守疗法有望控制病情。

小儿 小儿痔的发病率低，治疗宜采用中药外治等简便无痛苦的治疗方法。平时多注意调整饮食，让小儿多吃新鲜蔬菜、水果及蜂蜜；便后或临睡前用温水清洗肛门部，以改善肛门血液循环。

中风患者 中风患者因病后肢体活动功能受限，久卧久坐易生痔疮。对于轻度瘫痪或半瘫痪在拐杖帮助下可下地活动者，采用早期预防和治疗的原则：如适当运动和根据病情采取手术或非手术疗法等；对于重度瘫痪完全卧床的患者，不论痔的症状的轻重均以内服外用药物保守治疗为宜，如凉血地黄汤煎服、麝香痔疮膏外敷等。

糖尿病患者 糖尿病患者得痔疮后，应将痔的轻重与糖尿病的轻重结合考虑。治疗最好是等待糖尿病病情稳定后再选择适宜的治痔疗法。

小贴士

可以用自我按摩的方法改善肛门局部血液循环，使痔疮康复。方法有两种：一种是临睡前用手自我按摩尾骨尖的长强穴，每次约 5 分钟，可以疏通经络，改善肛门血液循环；另一种方法是用意念，有意识地向上收缩肛门，早晚各 1 次，每次做 30 次，这是一种内按摩的方法，有运化瘀血，锻炼肛门括约肌，升提中气的作用。经常运用，可以改善痔静脉回流，对于痔疮的预防和自我治疗均有一定的作用。

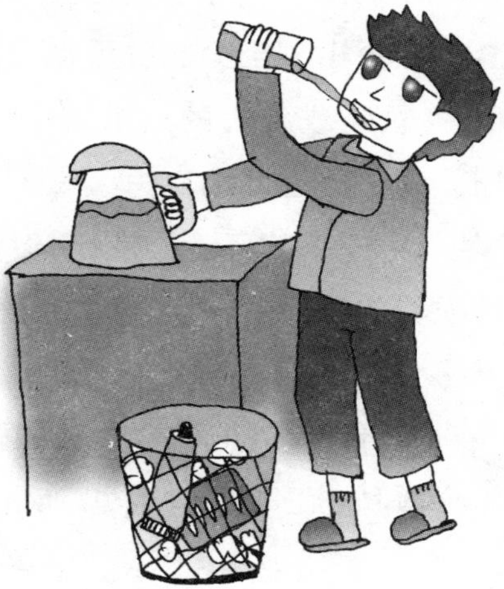

痔疮防治高招盘点

(1)**多摄取水分及纤维** 便秘是造成痔疮的最大诱因,防治便秘须多喝水及多吃富含纤维的食物,如苹果、芹菜、柚子、核桃、绿花椰菜、甘蓝科蔬菜、胡萝卜、绿豆、麦麸、梨子、豌豆及全麦等谷类都是好的选择。

(2)**润滑肛门** 一旦增加纤维及水分的摄取量后,粪便将变得较软也较利于排出。还可在肛门内涂些凡士林进一步促进排便顺利和减少疼痛。用棉花棒或手指沾些凡士林涂在肛门内半寸处即可。

(3)**勿久坐马桶** 每次坐在马桶上的时间最好不要超过5分钟。尤其不要一边排便一边看书报。

(4)**清洗干净** 当排便完毕,你的责任尚未结束,应轻轻地将肛门清洗干净,这点相当重要!有些卫生纸很粗糙,有些则含刺激性的化学成分,应选用无色(白色)无味的卫生纸。有条件的最好每次便后进行局部冲洗。

（5）**勿长时间端坐不动** 不要连续几个小时坐在椅子上不动。即使必须如此，也应每小时至少起身活动5分钟。

（6）**勿提重物** 提重物或费力的运动就好像排便时用力过猛一样，容易发生痔疮。应避免过度地出力。

（7）**勿抓挠患部** 痔疮患部可能会发痒，但勿用抓痒来缓解不适，那样会损害直肠脆弱的静脉管壁使情况更糟糕，可用温水清洗止痒。

（8）**坐温水浴** 将臀部泡在温水中，是一种治疗的好方式。温水可促进患部的血液循环，有助于收缩患处肿大的静脉并且能止痛。

（9）**控制体重** 体重过重的人较易出现痔疮。因为他们的下肢承受较大的压力，因此也较容易发生静脉曲张。

入厕重小节 痔疮永告别

九成痔疮都是不注意入厕小节“养成”的。如果将入厕时间控制在3～5分钟以内，至少能减少七成痔疮的发生。还有几个小节处更要重视。

小节一：入厕不超过3分钟 几乎所有的痔疮患者都有入厕看书看报习惯。如果能将时间控制在2～3分钟，至少能减少七成痔疮。原因是人处在蹲位和坐位时，肛门位置最低，承受的压力也最大，直肠静脉长时间充血，很容易形成静脉团诱发痔疮。

小节二：“擦”改“揉” 揩屁股的方式不对也是痔疮高发的重要原因。绝大多数人揩屁股都是用纸擦，正确的方法应该是螺旋状揉搓。肛门褶皱多，“擦”很难擦干净，隐匿在褶皱中的细菌长期炎性刺激，不仅会让人经常感觉肛门热辣灼痛，而且很容易诱发痔疮。改变这个错误的小习惯只需要30秒，但是却能大大降低痔疮的发生几率。有的人痔疮症状并不是很重，却反复发作。追问原因，原来是大便后总是前后“擦”。劝其将“擦”改成“揉”后，痔疮不药而愈。

小节三：冷水冲洗 现在越来越多的人入厕后都会用温水洗洗肛门，这是个健康好习惯。但是更建议大家用冷水冲洗。因为，大便后肛门依旧充血严重，这时候用冷水冲洗能够迅速缓解充血状态，对预防痔疮有利。

小节四：定时主动排便 养成每天定时排便的习惯，对预防痔疮也非常关键。有些人原来大便不规律，后来每天就在同一时间想着“要排便”，不到半个月就形成了规律。便意非常宝贵，有了便意一定要马上解决。

小节五：多做提肛运动 痔疮说白了就是肛垫下移造成的，有事没事多做做提肛收腹运动，对预防痔疮简便有效。

小贴士

丝瓜络可治老年性痔疮。不少老年人患有痔疮，经常大便带血丝，这是由于长时间热毒瘀滞导致的。用丝瓜络煮水内服外洗，能缓解此病。

丝瓜络味甘、性平，归肺、胃、肝经，能入直肠血络，可祛除其中的瘀热而治愈痔疮。取丝瓜络 30 克（可自备或从中药店购买），加水 1000 毫升，大火煮开后再小火煮 10 分钟，倒出汁液，每次饮 100 毫升，每天 4 次。药渣再加水 1500 毫升，煮开后停火，水温降至不烫时，用来清洗肛门。每天一次，坚持一个月内服外洗，能收到良好疗效。

十、美食佳肴消痔疮

方一、紫菜豆腐肉片汤

原料　紫菜(干)12 克,豆腐 150 克,猪肉(瘦)90 克,酱油、醋、盐、香油适量。

制法　紫菜浸洗,去砂,捞起;猪肉切片,腌过;豆腐切片。待肉汤或水煲开,倒入紫菜、豆腐、肉片,汤再沸时,加些生抽、醋、盐、麻油及葱粒即成。

用法　佐餐食用。

功效　此汤能清肠胃热,治痔疮。并含丰富碘质、润肠清热、去脂瘦身。

方二、韭菜鲫鱼汤

原料　鲫鱼 200 克,韭菜 30 克,酱油、盐适量。

制法　鲫鱼去肠杂及鳞,洗净,纳入韭菜装满,放入盖碗内,加酱油、盐,盖上盖,蒸半小时即成。

用法　佐餐食用。

功效　此汤清热,解毒,可用于内、外痔疮的治疗。韭菜具有补肾助阳、温中行气、散瘀解毒的功效,用于治疗食积腹痛、便秘、脱肛等。

提醒　鲫鱼不宜和大蒜、砂糖、芥菜、沙参、蜂蜜、猪肝、鸡肉、野鸡肉、鹿肉,以及中药麦冬、厚朴一同食用。吃鱼前后忌喝茶。

方三、苜蓿粥

原料　粳米 100 克,苜蓿 200 克,猪油 10 克,盐、味精适量。

制法　先将嫩苜蓿摘洗干净,切细;再将粳米淘洗干净,用冷水浸泡半小时,捞出,沥干水分。取炒锅上火,放入猪油烧热,下苜蓿略煸炒,起锅装入碗内。取锅加入约 1000 毫升冷水,将粳米放入，先用旺火煮开；再改用小火煮至粥将成时，加入炒苜蓿、盐、味精搅匀；再略煮片刻，即可盛起食用。

用法 早、晚各服食一次。

功效 润肠通便，健脾温胃。

方四、猕猴桃西米粥

原料 西米100克，猕猴桃200克，白砂糖100克。

制法 先将西米洗净，浸泡30分钟后沥干，待用；再将猕猴桃去皮核，用刀切成豆粒大小的丁块。然后在锅中加入清水1000毫升，放入西米、桃肉丁和白糖，置火上烧开，稍煮即成。

用法 早、晚各服食一次。

功效 滋补强身，解热止渴，利水通淋。适用于食欲不振、消化不良、痔疮等症。

提醒 凡脾胃虚寒者不宜服用。

方五、菠菜汤

原料 菠菜150克，淀粉5克。

制法 将菠菜清洗干净，放入开水中汆烫至软后捞出。挤去水分，选择叶尖部分仔细切碎。倒入准备好的适量高汤，搅成黏稠状。最后加入淀粉及水勾芡即可。

用法 佐餐食用。

功效 通利肠胃，适用于大便干结者。

方六、清蒸茄子

原料 茄子(紫皮，长形)500克，植物油10克，盐适量。

制法 茄子洗净，放入碟内，隔水蒸；熟后取出，加盐、油适量调拌即成。

用法 佐餐食用。

功效 茄子具有清热止血、消肿止痛的功效，适宜用于痔疮出血等症。

方七、菠菜粥

原料 菠菜100克,粳米100克。

制法 将菠菜洗净,放滚水中烫半熟,取出切碎。粳米煮粥,至粥成时将菠菜放入,拌匀,煮沸即成。

用法 早餐食用。

功效 养血止血,敛阴润燥,通利肠胃。适用于习惯性便秘、大便干结、痔疮出血等症。

方八、木耳海参炖猪大肠

原料 猪大肠200克,银耳(干)50克,海参(干)50克,盐、味精适量。

制法 先将猪大肠用食盐里外搓洗干净,切成小段。再将银耳、海参泡发好洗净。银耳、海参、大肠一起放入砂锅,加适量清水,煮至肠熟。最后加食盐、味精调味。

用法 佐餐食用。

功效 适于因血虚肠燥所致便秘及习惯便秘者食用。

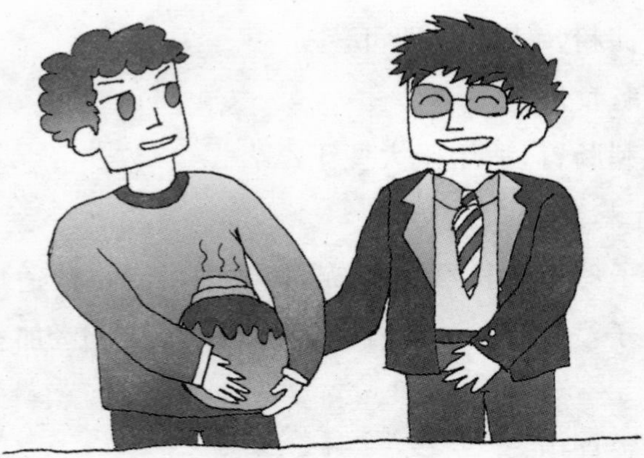

预防痔疮是上策

俗话说“十人九痔”是指痔疮的发病率很高。50岁以上的人痔疮发病率为60％～70％。妇女因妊娠、分娩的原因，发病率可略高于男性。

痔疮虽是难言之隐，但要及时治疗，对医生不妨直言。痔疮错过了药物治疗的最佳时机，发展到了晚期，就只得进行手术治疗了。当然，做好预防工作，远离痔疮才是上策。

预防痔疮的发生，应从以下几个方面着手：

(1)**加强锻炼** 体育锻炼有益于血液循环，可以调和人体气血，促进胃肠蠕动，改善盆腔充血，防止大便秘结，预防痔疮。

(2)**缓解便秘** 对于一般的便秘患者，可以采用合理调配饮食，养成定时排便的习惯加以纠正。对于顽固性便秘或由于某种疾病引起的便秘，应尽早到医院诊治，切不可长期服用泻药或长期灌肠。

(3)**保持肛门周围清洁** 每日温水熏洗，勤换内裤，可起到预防痔疮的作用。

(4)**注意孕期保健** 妇女妊娠后可致腹压增高，特别是妊娠后期，下腔静脉受日益膨大的子宫压迫，直接影响痔静脉的回流，容易诱发痔疮。因此怀孕期间应适当增加活动。避免久站、久坐，并注意保持大便的通畅，每次大便后用温水熏洗肛门局部，改善肛门局部血液循环。

(5)**其他** 腹压增高，可以使痔静脉回流受阻，引起痔疮。此时应首先治疗原发疾病。病情缓解后痔疮症状是可以改善的。

小贴士

健康人直肠内通常没有粪便，随早晨起床引起的直立反射和早餐引起的胃、结肠反射，结肠可产生强烈的“集团蠕动”，将粪便推入直肠，当直肠内粪便蓄积到一定量，便产生便意。所以养成每天早晨定时排便的习惯能预防痔疮的发生。

常撮谷道防痔疮

撮谷道，即提肛动作，是中医的说法，它对肛门的保健作用非常好。当然，常撮谷道不是说痔疮会消失，但经常做提肛动作可以稳定病情，不让痔疮发展，甚至可以缩小一些。

其实，撮谷道不仅可以缓解痔疮，对养生保健至长寿都很有帮助，清代医籍披露，乾隆皇帝能活到89岁，成为我国历代皇帝中的最高寿者，这与他几十年如一日地坚持撮谷道关系甚大。何谓“谷道”？“谷道”即肛门，古人将肛门称为“五谷残渣之泄道”，而“撮”就是做肛门收缩上提之法。

撮谷道的具体操作是：以鼻吸气，缓慢匀和，稍稍用力收缩小腹，并提起肛门及会阴，稍停，放松，缓缓呼气，放松肛门，一吸一呼为一息。每日坚持2～3次，每次坚持做5～10分钟。

此法适合各个年龄段的人群，尤其是中老年人。对于中老年人常患的痔疮、肛裂、脱肛、便秘等症有良好的预防作用。

肛门处于人体经络的督脉处，督脉为“阳脉之海”，具有调节全身诸阳经气的作用。经常撮谷道可以使中气升提，脏腑强壮，并可调节气血阴阳，从而达到养生健体的作用。

现代医学也认为，提肛运动可以增强肛门括约肌功能，加速静脉血回流，降低静脉压，增强肛门部位抵抗疾病的能力，促使肛肠病灶如痔疮、肛瘘消失，达到治疗疾病的目的。此外，提肛运动还可以调节肠胃功能，使肠道传输正常，对于便秘和腹泻的患者有调节作用。

下面为痔疮患者介绍提肛操。常做提肛操，能促进肛门直肠附近静脉血液回流，减轻病症，促进康复。

第一节、踮脚收肛　站立，双手叉腰，双脚交叉，踮起脚跟，同时肛门上提，持续5秒钟，还原，重复10～20次。

第二节、坐立提肛　坐姿，双足交叉，然后双手叉腰并起立，同时肛门收缩上提，持续5秒钟，再放松坐下，重复10～20次。

第三节、夹腿提肛　仰卧，双腿交叉，臀部及大腿用力夹紧，肛门用力上提，持续5秒钟左右，可逐渐延长提肛的时间，重复10～20次。屈腿提肛仰卧，屈膝，双足跟尽量靠近臀部，双臂平放体侧，以脚掌和肩部支撑，骨盆抬起，同时收缩肛门，持续5秒钟左右还原，重复10～20次。

还可以用自我按摩的方法改善肛门局部血液循环：临睡前用手自我按摩尾骨尖的长强穴，每次约5分钟，可以疏通经络，改善肛门血液循环。

十一、腹泻多因 辨析分明

腹泻其实并不是一种独立的疾病，而是很多疾病的一个共同表现。腹泻的原发病种类很多，其表现出来的情况也不尽相同，而不同症状的腹泻的检查方法也有所不同。

腹泻并不是一种独立的疾病

腹泻俗称拉肚子，指排便次数明显超过平日习惯的频率，粪质稀薄，水分增加，每日排便量超过200克，或含未消化食物或脓血、黏液。腹泻常伴有排便急迫感、肛门不适、失禁等症状。

腹泻其实并不是一种独立的疾病，而是很多疾病的一个共同表现，它同时可伴有呕吐、发热、腹痛、腹胀、黏液便、血便等症状。伴有发热、腹痛、呕吐等常提示急性感染；伴大便带血、贫血、消瘦等需警惕肠癌；伴腹胀、胃口差等需警惕肝癌；伴水样便则需警惕霍乱弧菌感染。此外，腹泻还可引起脱水、营养不良，表现为皮肤干燥、眼球下陷、舌干燥、皮肤皱褶。

我们可以通过粪便性状来判断腹泻原因：

- 若粪便为灰白色，可能是结石、肿瘤、蛔虫等引起胆道梗阻，导致胆红素无法随大便排出；
- 若为黑色，在没有进食动物血制品和黑色的食物、药物的前提下，则可能是上消化道出血；

- 粪便为红色则常提示下消化道出血；
- 呈柏油样有腥臭味的粪便常提示痢疾；
- 淡黄色粪便则提示脂肪消化不良；
- 多泡沫、酸臭味粪便一般多为糖消化不良；
- 恶臭粪便则为蛋白质消化不良以及肠道有害菌多；
- 大便中能直接看到寄生虫多为寄生虫感染。

腹泻并不可怕，查明原因对症治疗。然而，我们不仅需要注意个人卫生，食品卫生，防止"病从口入"，将腹泻"拒之门外"，更重要的是加强锻炼，增强机体抵抗力，防患于未然！

腹泻检查要细心

长期腹泻患者一般宜先行直肠或乙状结肠镜检查，必要时做结肠镜或小肠镜检查。镜检对肠道黏膜的炎症性或赘生性病变等具有肯定的诊断价值。怀疑胆道和胰腺病变时，做内镜逆行胰胆管造影（ERCP）有重要价值。

急性感染性腹泻 患者于常规做细菌培养的同时，如怀疑有病毒感染可能者应做粪便病毒分离和特异性的血清病毒抗体检测，必要时用电镜判明病毒的性质。

急性腹泻恢复期 对早期有脓血便和病原阳性的患者，可做乙状结肠镜检查；对治疗不顺利或有慢性化趋势者、镜检有阳性发现者可进行活体组织检查。

X线钡餐、钡灌肠检查和腹部平片 可显示胃肠道病变，运动功能状态，胆石、胰腺或淋巴结钙化或部分肠梗阻等病变。对消化道有无器质性病变和病变部位，常有明确诊断价值。

B超、电子计算机X射线断层扫描（CT）或MRI（核磁共振） 可了解肝、胆、胰等内脏病变，对癌和消化系肿瘤引起的腹泻尤有价值。

实验室检查 血常规和生化检查可了解与腹泻有关疾病的信息，如有无贫血、白细胞增多和糖尿病以及电解质和酸碱平衡情况。

新鲜粪便检查 这是诊断急、慢性腹泻病因的最重要步骤，可发现出血、脓细胞、原虫、虫卵、脂肪滴、未消化食物等；隐血试验可检出不显性出血；粪便培养可发现致病微生物；鉴别分泌性腹泻和高渗性腹泻有时需要检查粪电解质和渗透压。

小贴士

在很多人看来，腹泻只是小意思，挺一挺就过去了，根本不用去医院。这种观点是错误的！腹泻的原发病种类很多，其表现出来的情况也不尽相同，而不同症状的腹泻的检查方法也有所不同。

腹泻急性期的注意事项

急性期禁食 急性水泻期需暂时禁食，使肠道完全休息。必要时给予静脉输液，以防失水过多而脱水。

清淡流质饮食 不需禁食者，发病初宜给清淡流质饮食。如蛋白水、米汤、面汤等，以咸为主。早期禁牛奶、蔗糖等易产气的流质饮食。有些患者对牛奶不适应，服牛奶后常加重腹泻。

根据病情调整饮食 排便次数减少，症状缓解后改为低脂流质饮食，或低脂少渣、细软易消化的半流质饮食，如大米粥、藕粉、烂面条、面片等。

饮食选择 腹泻基本停止后，可供给低脂少渣半流质饮食或软食，如面条、粥、馒头、烂米饭、瘦肉泥等。少量多餐，以利于消化。仍应适当限制含粗纤维多的蔬菜和水果等，以后逐渐过渡到普食。

补充维生素 注意补充复合维生素 B 和维生素 C，可进食鲜橘汁、果汁、番茄汁、菜汤等。

饮食禁忌 禁酒，忌肥肉、坚硬及含粗纤维多的蔬菜、生冷瓜果、油脂多的点心及冷饮等。

腹泻的西医用药与中医推拿疗法

1. 西医治疗原则

- 控制感染：根据致病菌选用相应的抗生素治疗。
- 补液：轻度脱水可口服补液盐，严重脱水可静脉输液。
- 治疗休克：调整微循环紊乱，纠正酸中毒，可应用血管扩张药及碱性药物。
- 对症支持治疗：腹泻次数过多者可用止泻剂，伴有心衰、脑水肿、休克肺、弥漫性血管内凝血等应及早给予对症治疗。

2. 治疗药物选择

抗生素 只对由细菌感染引起的腹泻才有效，例如庆大霉素、黄连素（消化道溃疡者、孕妇禁用）、氟哌酸（诺氟沙星，不用于儿童）、呋喃唑酮、痢特灵、阿苯达唑等。

肠蠕动抑制剂 对细菌感染性腹泻、病毒感染引起的腹泻无效，例如地芬诺酯、止泻宁、络哌丁胺（5 岁以下儿童和孕妇禁服）等。

微生态制剂 恢复肠道正常菌群，抑制病原菌增殖、侵袭，例如妈咪爱、思连康、丽珠肠乐、培菲康、整肠生、贝飞达等。

肠黏膜保护剂 适合各种原因引起的腹泻，例如司邦得、思密达、必奇、肯特令等。

中药 肠炎宁、泻停封、正露丸、肚痛健胃整肠丸、藿香正气口服液/软胶囊、保济丸等。

3. 中医推拿疗法

中医疗法中运用推拿的推、捻、捏、提、按、抹等手法，配合其他推拿手法与穴位，治疗腹泻有较好的疗效。

★ 补脾土　脾土穴在拇指桡侧边缘，医者用左手食、拇指捏住患者的大拇指，用右手指腹循拇指桡侧边缘向掌根方向直推。

★ 揉板门　板门穴在手掌大鱼际平面，医者用右手拇指指腹旋揉患者的手掌大鱼际。

★ 揉外劳宫　外劳宫穴在患者的手掌背正中，医者用右手食指指腹，按揉患者的手掌背中心的外劳宫穴。

★ 运内八卦　内八卦穴在手掌面，以掌心为圆心，从圆心至中指根横纹约 2/3 处为半径作圆，内八卦穴为一圆圈。医者用左手捏住患者手指，用右手拇指在患者的掌心做圆圈运动。

★ 摩腹　腹指患者的腹部，医者用四指指腹或全掌放在患者的腹部做圆周运动。

★ 按揉足三里　足三里穴在膝下三寸外侧一寸，医者用拇指或中指指腹在足三里穴做按揉。

★ 捏脊　捏脊时，主要将手法作用于患者的后背的脊柱及两侧，脊柱属中医督脉，主一身之阳，捏脊可调理阴阳，健脾补肾。操作时，医者以双手食指轻抵脊柱下方长强穴，向上推至脊柱颈部的大椎穴。同时双手拇指交替在脊柱上做按、捏、捻等动作，共捏六遍。第五遍时，在脾俞、胃俞、膈俞做捏提手法。六遍结束后，用两手拇指在患者的肾俞穴轻抹三下即可。捏积疗法在每日晨起或上午操作效果最佳。

腹泻的家庭护理要诀

如果腹泻次数多了，要留在家中休息，大量饮水，直到腹泻消退为止。最安全也最容易耐受的液体是一种用水、盐及葡萄糖混合而成的液体。这种口服脱水补充溶液的浓缩粉剂，可在药房买到。每隔半小时饮用一些这种液体，直到尿液变为淡黄色为止。治疗腹泻用液体补充疗法最安全。

不要滥用抗生素，有时抗生素会使肠道细菌群平衡失常，会使腹泻更加严重。

当然，腹泻自疗无效，或合并有呕吐、发热、腹痛加剧等情况时，就要尽快找医生。医生会根据患者的症状以及检查化验结果对症用药的。

还要记住的是，腹泻经常是由于卫生不良所造成，很容易传染给别人。因此，患者在上过厕所之后，一定要把手彻底洗干净，而且在接触食物之前，也要洗手。

一旦腹泻开始缓和下来时，就可适量饮用不加糖的果汁、米汤、清菜汤或煮食麦片以及其他无刺激性软质食物。经过两三天这种饮食之后，就可逐渐恢复正常饮食了。

饮食中应该注意少吃纤维素多的蔬菜如韭菜、芹菜、竹笋等，叶菜类也应适当控制，必要时可采用咀嚼后喝汁液吐渣的方法。

饮食中适当增加瘦肉、鱼、蛋、菌类等，只要不过多，不太油腻，荤食可以慢慢增加，用不着担心消化不良。

豆制品类也是一种重要的蛋白补充来源，但在消化过程中产气较多，容易引起腹胀。因此，少食豆制品为好。

小贴士

腹泻属中医“注下”、“后泄”、“飧泄”、“下利”、“泄泻”等病证范畴。中医认为腹泻主要由于湿盛与脾胃功能失调所致。根据临床表现一般可分为寒湿腹泻、湿热腹泻、伤食腹泻、脾虚腹泻、肾虚腹泻、肝郁腹泻等证型。

腹泻的食疗调养方

方一、乌梅粥

原料 乌梅15～20克，粳米100克，冰糖适量。

制法 将洗净的乌梅入锅，加水适量，煎煮至汁浓时去渣取汁，加入淘净的粳米煮粥，至米烂熟时，加入冰糖稍煮即可。

用法 每日2次，趁热服食。可作早晚餐服食。

功效 泻肝补脾，涩肠止泻。

方二、三色奶

原料 韭菜250克，生姜25克，牛奶250克。

制法 将韭菜、生姜切碎，捣烂，绞汁，放锅内兑入牛奶煮沸。

用法 每日1剂，趁热1次服完。

功效 抑肝扶脾，涩肠止泻。

方三、三花防风茶

原料 扁豆花24克，茉莉花12克，玫瑰花12克，防风12克。

制法 将上四味水煎取液，加入红糖调味代茶饮。

用法 每日1剂，不拘时频饮。

功效 抑肝扶脾，祛湿止泻。

方四、补骨脂蛋

原料 鸡蛋3枚,补骨脂30克,肉豆蔻15克。

制法 先将鸡蛋用清水煮一沸,捞出打破外皮,再与补骨脂、肉豆蔻同煮15分钟即可。

用法 每日1剂,趁热将鸡蛋食完。

功效 温肾暖脾,固肠止泻。

方五、荔枝山药粥

原料 干荔枝肉50克,山药、莲子各10克,粳米50克。

制法 将前三味加水煮至熟烂,再加入淘净的粳米,煮成粥。

用法 每日1次,临睡前食用。

功效 温肾健脾,固肠止泻。

方六、芡实点心

原料 芡实、莲子、淮山药、白扁豆各等份,白糖适量。

制法 将上四味共磨成细粉,加白糖、清水少许拌匀蒸熟即可。

用法 每日1～2次,每次食50～100克,连服数日。

功效 补肾温脾,固涩止泻。

方七、薯蓣汤

原料 淮山药30克,茯苓15克,神曲10克,红糖10克。

制法 上药水煎顿服。

用法 每日1剂,顿服。

功效 补脾益气,渗湿止泻。

方八、黄芪山药莲子粥

原料 黄芪100克,山药100克,莲子肉(去心)100克。

制法 将上三味洗净共煮粥。

用法 可作早晚餐服食。

功效 健脾益气,和胃止泻。

方九、莱菔鸡金粥

原料 莱菔子 9 克，鸡内金 6 克，淮山药粉 50 克。

制法 莱菔子与鸡内金先加水煎煮 20 分钟，去渣，再加入淮山药粉煮沸成粥，白糖调味即可。

用法 每日 1 剂，趁热服食。

功效 顺气消食，健脾止泻。

方十、胡萝卜汤

原料 鲜胡萝卜 2 个，炒山楂 15 克。

制法 鲜胡萝卜与炒山楂以水煎汤，加红糖适量即可。

用法 每日 1 剂，可连用 3～5 日。

功效 顺气消食，化积止泻。

方十一、鲜马齿苋粥

原料 鲜马齿苋 50 克，粳米 50 克。

制法 将马齿苋洗净切碎，与粳米同入砂锅，加水 800～1000 毫升，煮成菜粥，适当调味。

用法 可作早晚餐服食。

功效 清热解毒，利湿止泻。

方十二、扁豆花茶

原料 扁豆花 60 克，茶叶 12 克。

制法 将扁豆花炒焦，与茶叶同煎取汁代茶饮。

用法 每日 1 剂，不拘时频饮。

功效 清热化湿，健脾止泻。

方十三、菠萝叶饮

原料 菠萝叶 30 克。

制法 以水煎服。

用法 代茶饮用。

功效 清热利水，和胃止泻。

方十四、生姜泡茶

原料 生姜9克，绿茶9克。

制法 上二味以开水冲泡即可饮用。

用法 每日1剂，不拘时频饮。

功效 辛温散寒，固肠止泻。

十二、畅达心绪 肠安无虑

科学家将肠道神经系统称为第二大脑，或者叫做腹脑，提示肠病的发生和预后与情绪有莫大的关系。所以，在日常生活中我们要注意纠正不良情绪，心情愉快多一点，肠道顺畅多一分。

多愁善感的腹脑

肠道的神妙与魔力在于它不但是消化器官，也是大脑以外最为复杂的神经系统，有多达一亿以上的神经细胞分布在肠道。因此，科学家把肠道神经系统称为第二大脑，或者叫做腹脑。这第二大脑又不听意志的指挥，大脑还能控制住脸上的哭笑，可肠子受点刺激就发脾气。

人体消化道中，口腔、食道及部分胃的功能受大脑控制，而整个肠道则完全由腹脑负责，到最后的肛门，才又回到大脑控制。

吃了东西，食物进入胃中，胃先告诉肠，让肠开始收缩蠕动，将粪便从结肠向直肠推送，到达直肠后，直肠才告诉大脑引起“便意”，这时大脑可以选择，要尊重便意马上去排便，或者忽视便意，持续忍耐。如果大脑选择忽视，直肠就会任性地不再理睬大脑，便意就消失了。久而久之，直肠就不愿再去接收这些不被重视的信号——便意消失了。

但肠道对自己却是爱护有加的，它强力的信息接受系统还能精确探测成千上万的化学物质，只要探测到有害身体健康的物质，腹脑就会马上做出反应——引起腹泻、呕吐,使毒素快速排出。

当不小心吃了有毒物质,小肠探测到毒素时,会立刻举起盾牌自卫,做出保护反应,快速地减缓肠胃蠕动及消化液的分泌,让食物在胃部停久一些,增加被呕吐排出的机会,同时最奇妙的是,小肠同时会立刻分泌出饱食荷尔蒙,让你不想再继续吃东西,防止你吃进更多的毒素。

腹脑还会借着监控肠胃蠕动、血流速度及消化液分泌等,来调节消化速度。

总之,肠道是特别"自私"和"任性"的,这种"自私"和"任性"目的就是让你尊重它,不能胡来。

别惹肠子闹"情绪"

肠子可以算是身体里"情绪"最敏感的器官之一了。一旦它撒起气来,腹痛、腹泻、便秘等麻烦事就会找上门来了,失眠、焦虑、抑郁、头痛等精神症状也紧随其后,令人叫苦不迭。其实,这就是肠子闹"情绪"了。

内因和外因联手是"惹恼"肠子情绪的主要原因。外因就是肠道受到的外来刺激,比如进食了生冷、油腻或者辛辣刺激性食物。此外,气候因素不容忽视,尤其是气候多变的季节,空调使用剧增,更易诱发肠病。内因则源于情绪、心理。心理上紧张和焦虑,压力以及情绪的波动都有可能激惹肠子。还有一个重要的内部因素来自于肠道菌群的失衡。

健康的生活方式加平和心态是全面安抚肠道的两帖良方。

良方一: 建立规律的生活饮食习惯,避免摄入生冷、油腻和刺激性食物。做到吃饭定食定量,不暴饮暴食,不酗酒,注意饮食卫生等。还要坚持适度的运动锻炼。可选择自己喜爱的运动项目,并持之以恒地参加锻炼。还可常做俯卧撑、揉腹等，有利于增强腹肌，促进肠道蠕动，加速排出粪便，使肠道内菌群保持平衡，防止肠道老化。

良方二：要有愉悦的情绪。肠道是人的“第二大脑”，情绪的好坏关乎到肠道的安危。诸如过度紧张、焦虑、压抑、恼怒、忧愁等不良情绪，皆可导致肠道生理功能发生紊乱，引起肠道内微生态环境失衡。因此，要学会调控和驾驭自己的情绪，解除心理负担，淡泊名利，调整精神，保持乐观开朗的心态，这对维护肠道内环境稳定大有裨益。

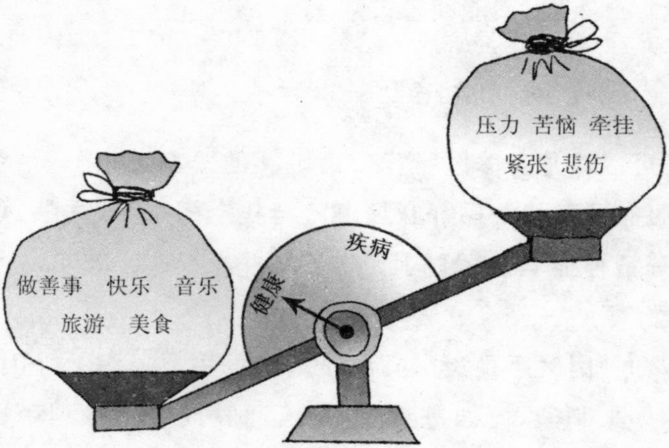

心情不好肠子遭殃

每一天，甚至每一分钟，肠胃的机能都受到情绪的影响。

要知道肠道神经细胞对“情绪刺激”格外敏感。专门支配内脏器官活动的神经叫做自主神经，由最高级中枢——大脑控制。也就是说，肠子的最高领导是大脑中枢，“情绪”是中枢神经的反应，必然会通过对自主神经的影响，而影响到肠、胃等内脏器官。肠道在接受到大脑传来的“情绪刺激”的指令后，会立刻产生肠道蠕动、消化液分泌的变化。

负性情绪既能引发消化不良、腹胀、便秘或腹泻等功能性肠胃病，还会引起肠炎、肠结核，甚至肠道肿瘤等。

肠子不高兴时，可以给它三味安慰剂。

第一味、快捷剂型 一杯热饮，如柚子茶、奶茶、咖啡……什么热饮都成。当热力进入体内，四肢百骸都被抚慰了一遍，肠子中的“委屈”也降到了最低点，你会感觉承受的负面情绪压力小了，肚腹也舒服多了。

第二味、营养剂型 一份甜点。甜味是我们最初的、本能的味觉，吃甜食时，身体会感觉受到鼓励和夸奖。所以，当你累了或情绪低落时，尤其忙得无法好好吃顿正餐或没有胃口的时候，不妨用一份甜点来安慰自己。

第三味、甜蜜剂型 和他（她）在一起。有最亲密的人陪在身边，你可以把今天遇到的“不高兴”全说出来，或者不用说，两个人一起做点什么，烦躁的情绪也会消减很多。

抑郁表现自测题

以下是美国权威的仲氏“抑郁自评量表”（SDS）。请做下面20道题，选择符合自己的程度——偶尔、少有、常有和持续。

1. 感到情绪沮丧
2. 早晨心情最好
3. 要哭或想哭
4. 夜间睡眠不好
5. 吃饭像平时一样多
6. 性功能正常
7. 感觉体重减轻

8.为便秘感到烦恼

9.心跳比平时快

10.无故感到疲劳

11.头脑像往常一样清楚

12.做事像平时一样不觉得困难

13.坐卧不安,难以保持平静

14.对未来满怀希望

15.比平时更容易激怒

16.觉得决定什么事很容易

17.感到自己有用和不可缺少

18.生活很有意义

19.假若我死了别人会过得更好

20.仍旧喜爱自己平时喜爱的东西

1～20题,选"偶尔"记1分,"少有"记2分,"常有"记3分,"持续"记4分。2、5、6、11、12、14、16、17、18题,选"偶尔"记4分,"少有"记3分,"常有"记2分,"持续"记1分。

抑郁严重度=各条目累计分/80

结果:0.5以下者为无抑郁;0.5～0.59为轻微至轻度抑郁;0.6～0.69为中度至重度抑郁;0.7以上为重度抑郁。

拥有好心情的十种方法

好心情不会从天而降,每一天快乐的态度都是自己通过调整心态才会有的。这里告诉你10种拥有好心情的方法,让你开心减压。

★ 床上伸展操　只要几个简单的步骤,恋床的毛病就会一扫而空,还会有种愉快感。

★ 音乐唤醒　选张喜欢的CD，用上音乐定时，美妙的音乐会在耳畔轻轻柔柔地唤醒你，带给你一天的好心情。

★ 尝尝自己做的点心　吃甜食有助于抚慰沮丧情绪。其实，品尝自制的小点心不仅有成功的喜悦，同时，在烹调的过程中，也有意想不到的乐趣。

★ 为自己做顿早餐　早餐是一天活力的来源，它能给你精力充沛的一天。

★ 洗个舒缓浴　每次十分钟，每周三次以上，效果佳。

★ 做做家务　与其看家里乱七八糟惹得自己心烦，不如花点时间整理一下。当你环视四面时，心情会无尽畅快。

★ 远离电视　往往以看电视为生活重心的人是比较不快乐的。

★ 出门遛遛　阳光和煦、微风拂面的日子最适合出门，可以抖掉一身关在家中、闷在城市的霉味，让精神为之一振。

★ 静下心来看本书　沉浸书本散发的浓浓墨香里的感觉是忘我而宁静的。

★ 买件礼物送自己　可能是一束花、一条披肩、一双昂贵却十分舒适的鞋，甚至是一顿讲究的可口菜肴。偶然宠爱一下自己，足以治愈紧张所带来的坏心情。

小贴士

能在10分钟内赶走烦恼的好方法：①独自静坐；②和伴侣一起看日落；③给别人写封感谢信；④看看年代久远的家庭旧相册；⑤与孩子一起玩耍；⑥和爱人一起提前10分钟上床聊天；⑦洗个热水澡；⑧尽情跳舞。

生活实用减压法

当今社会竞争激烈，当压力来袭时，深呼吸、练瑜伽或者找人倾诉均是有效的方式。也可以换个角度尝试以下对抗压力方法，或许效果更好：

要有礼貌，但不要做“万人迷” 多花时间陪陪那些真正关心你的人，他们才是你最大的财富；

不要在嫉妒中浪费了时间 嫉妒心是精神的肿瘤，当你嫉妒他人时，你的对手并不是那个人，而是你自己的这种负面心态；

生气时，用慢跑代替饮酒 生气时选择暴食或饮酒来发泄，其实于事无补，生气时，你不妨尝试出门快走或慢跑，痛快出点汗，闷气也会一扫而光；

远离他人的生活 尽量少关注或干涉他人的生活，这样并不会使你过得更好，也许还会背上“爱管闲事”的恶名，把所有的注意力，放在建立自己的生活上；

放弃那些不能改变的事情 生活中有很多事情不会因我们而变，不妨想开点，多思考那些自己能做主的事情；

搁置争议 强迫自己讨论问题会限制自控能力和思考能力，不妨暂时休战，搁置争议，于人于己均有益处；

发泄脾气和控制情绪 把恐惧、愤怒情绪说出来，可以减少压力激素的分泌；

逗宠物和找小朋友玩 心情不好时，逗逗宠物能更有效地降低因压力而上升的血压，找小朋友玩游戏能让人忘却烦恼；

转移注意力 长期执着于不愉快的事情，容易引发身体疾病，及时转移注意力更为有效；

吃黑巧克力 吃块黑巧克力可以缓解紧张的神经，减少压力激素；

随心所欲和静心冥想 心情烦闷时将身体放在最舒服的姿势，深呼吸和静心冥想，有助于忘掉烦恼的事情；

吹气球 这是一种简易心理减压方法，拿个气球，把心里的“气”吹进去，让压力换一个地方呆着，把坏情绪也跟着转移出去，缓解焦虑之情绪。

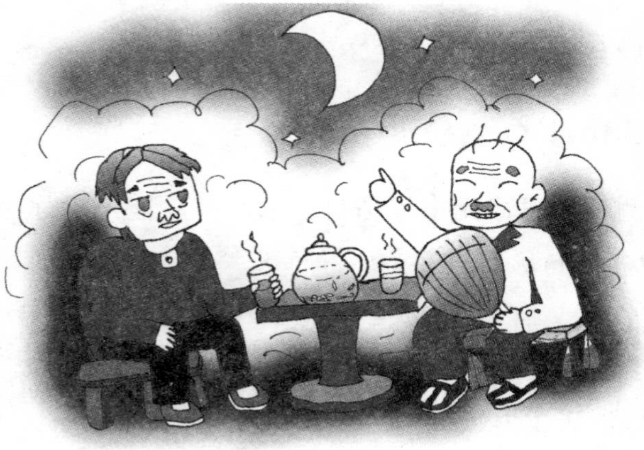

十三、起居有序 肠安无忧

如果说时尚会过时，那么健康永远不会过时。当装扮家居、享受生活的时候，健康细节一定不要忽视哟！

肠道功能自测题

以下测试题可以用来评估自己的肠道功能——你是否：

- 喜欢吃肉，厌恶青菜
- 经常放屁，且很臭
- 肚子经常发出咕噜声
- 感觉生活压力过大
- 一周腹泻 3 次以上
- 一周便秘 3 次以上
- 肚腹莫名其妙地疼痛
- 体重骤减或突然发胖
- 经常感觉肚子胀气
- 出现便血，粪便有血丝，或粪便颜色过深

如果对以上问题回答“是”的占 2～3 个，说明你的饮食习惯不佳，肠道开始抗议；如果回答“是”的占 5 个以上，表明肠道已经出现问题，肠道年龄偏高，应该重视肠道保健了。

坏习惯毁掉了肠健康

饿了才吃 生活中许多人不是按时就餐,且有相当一部分人不吃早餐,其理由之一就是“不饿”。其实,食物在胃内仅停留 4～5 小时,感到饥饿时胃早已排空,肠道也做好了准备,不吃早餐,或不定时进餐容易给肠胃造成“欺骗感”,久之,消化液的分泌和肠胃的蠕动将不再规律有序,消化功能从此紊乱,肠胃疾病也就不期而至了。所以说:饮食规律、营养均衡是养生保健必不可少的物质基础。

渴了才喝 平时不喝水、口渴时才饮水的人相当多,尤其是青少年和“大忙人”。他们不了解渴了是体内缺水较重的反应,这时再补充水分已经迟了。水对人体代谢比食物还重要,生理学家告诉我们,每个成年人每天需饮水 2500 毫升左右。晨间或餐前一小时喝一杯水大有益处,既可洗涤肠胃,又有助于消化,促进食欲。所以要养成主动饮水的好习惯。

累了才歇 许多人误以为累了是应该休息的信号,其实是身体相当疲劳的“自我感觉”,这时才休息已为时过晚。过度疲劳容易积劳成疾,降低人体免疫力,使疾病乘虚而入。不论是脑力还是体力劳动者,在连续工作一段时间后,都要适当休息或调整。

困了才睡 困倦是大脑相当疲劳的表现,不应该等到这时才去睡觉。按时就寝不仅可以保护大脑,还能提高睡眠质量,减少失眠。人的一生约有 1/3 时间是在睡眠中度过的,睡眠是新陈代谢活动中重要的生理过程。只有养成定时睡觉的习惯,保证每天睡眠时间不少于 7 小时,才能维持睡眠中枢生物钟的正常运转。睡眠不好的人,肠功能往往也欠佳。

急了才排 很多人只在便意明显时才去厕所,甚至憋便不解，这样对健康有害。大小便在体内停留过久，容易引起便秘或膀胱过度充盈，粪便和尿液内的有害物质被人体重吸收，可导致“自身中毒”。因此，应养成按时排便的习惯，以减少痔疮、便秘、肠炎、肠息肉、大肠癌的发病机会。

胖了才减 随着生活水平的提高，肥胖患者日逐增多。导致肥胖的原因主要是进食过量，营养过剩，缺乏运动，而这几种诱因完全可以在体重超标之前加以预防，如控制饮食，防止暴饮暴食，调整饮食，加强体育锻炼。被动减肥不如主动防止肥胖。摄入油脂过多，会增加肠道负担，无形中加大了患肠病的几率。

病了才治 对于疾病应以预防为主。疾病到来时都是有信号的，比如人们常说的亚健康状态就是疾病的前奏。平时应该加强锻炼，提高自身抵御疾病的能力，感到身体不舒服时就要引起注意了，要把疾病消灭在萌芽状态。对待肠病更应如此。

小贴士

“动为纲，素为常，酒少量，莫愁肠”是保养肠胃的四大要诀。

- 动为纲　指适当的运动可促进消化，增进食欲，使气血充足。
- 素为常　少吃油腻的食物，多吃蔬菜。日常饮食应以清淡为主，以便清理肠胃。进食要温凉适当。
- 酒少量　不要嗜酒无度，以免损伤肠脾胃。
- 莫愁肠　注意性格、情操及道德的修养，做到心胸豁达，待人和善。遇事不要斤斤计较、苦思冥想，更不要对身外之物多费心思。

肠病也会足下生

饮食不洁、不规律，天气反常，感冒发烧，都有可能引起肠胃不适。但您知道吗，有的时候，脚下的鞋子不合适也可能引起肠胃病。

从中医的角度来说，足部是人体“第二心脏”、“第二个大脑”和“第二个身体”。因而足部的健康也直接影响着人体的健康。由于足底多个穴位与体内脏器相关联，所以不同款式的鞋子，在刺激足底穴位的同时，还有可能对人体脏器造成一定刺激和影响。对于肠胃不好的人来说，则需要注意鞋子的款式和舒适度。如果对脚底的冲击和损伤太大，就会影响正常的肠胃功能。

为了漂亮与时尚，很多爱美女士偏爱高跟鞋，殊不知，时尚的高跟鞋就是肠道的一个“劲敌”。在穿高跟鞋走路时足部冲击力会对脚掌造成很多不良的影响。穿鞋跟较高、鞋底较硬的鞋子，时间长了会引起脚垫和脚底疼痛，通过神经传导，使人焦躁不安，甚至悲伤、抑郁，从而导致食欲减退或拒食。因为，当脚感到因鞋挤压疼痛不适时，人体内神经递质乙酰胆碱分泌大大减少，而5-羟色胺分泌增加，通过摄食的神经生化机制，使食欲大大下降。

同样，如果鞋子穿得不合适，一样也会影响到食欲。食欲是指在进食前或进食中对某些食物产生的一种愉快的感觉，它建立在条件反射的基础上，身体和精神的任何不适都会引起食欲改变。心理因素对食欲有影响，主要是因为肠道受植物神经支配，心理与生理之间通过植物神经、激素及神经介质等中介物质沟通和调节。精神愉快时，食欲增加；悲伤抑郁时，食欲减退。

从健康角度来讲，坡跟鞋才是女性的最佳选择，尤其是一些肠胃功能不好的人，穿坡跟鞋还能起到保护肠胃的作用。

这是因为足底有很多穴位区，而前脚掌内侧正是胃部的按摩反射区域，鞋跟在3厘米左右，恰好使得受力点控制在前脚掌内侧，脚部重心向前脚掌倾斜，走路时脚的受力正好起到类似按摩的作用，因此常穿坡跟鞋，能够在一定程度上保养肠胃，缓解胃部的不适，肠胃功能不好可以优先选择坡跟鞋。

3厘米左右的坡跟鞋造型正好符合正常人的足弓，这样走路时更加舒适和稳妥，这个高度的鞋跟可以起到适当按摩足底的作用。

肠保平安

商场上流行"细节决定成败"的说法，而在生活中，细节决定着"肠寿"，如果能走好以下十步路，就有望"肠治久安"。

第1步：避免致癌物 至少做到三点：一是戒烟；二是避免食用腌制食物；三是拒吃烧烤食物。

第2步：改变饮食模式 良好的饮食模式包括：多喝水；避免暴饮暴食，限制酒精、咖啡因等；控制热量摄入，饭吃七分饱；多吃粗纤维食物。

第3步：蹲姿排便 蹲姿是最自然的排便姿势，比坐姿更易在腹部施力，因而会减少肠炎、肠癌和痔疮的发病几率。

第4步：摄入抗氧化剂 摄入方式任选其一：每天5杯绿茶；每天1块黑巧克力；每天1小盏红葡萄酒，吃红葡萄也有相同作用；确保每日5种果蔬。

第5步：减少压力 掌握8种减压秘诀：拥有亲朋好友或终身伴侣；感觉压力大时做深呼吸；尽可能地消除恐惧感；保持"我至少还有半杯水"的乐观态度；积极努力工作，参与志愿者及公益活动；笑口常开增寿7年；大笑拥抱增寿7年；生活有目标。

第6步：居安思危 参加年度体检，定期做肠镜检查，有病及早治疗。

第7步:常规锻炼 建议每天运动30分钟,最简单的运动是散步,每天步行3公里,死亡危险减一半。

第8步:活到老,学到老 良好的教育与长寿之间关系密切。要长寿,除了经常锻炼、健康饮食和不吸烟之外,还应该不断地看书,与人交往,学习新知识。

第9步:制订睡眠时间表 上床与起床时间雷打不动,与保持一定的睡眠时间同样重要。固定的睡眠习惯有助身体张弛有度,自我修复。

第10步:常用脑,保持愉快心情 常动脑筋有助于做出更好的选择,主动规避负性情绪。

肠好离不开睡眠好

长期睡眠不足同多种肠病的发生有一定的联系。这是因为睡眠不足能降低肠道的血流量,令肠道自我保护的能力降低,容易被病菌侵犯而致病。

长期睡眠不足是压力因素之一,肠又被称作"腹脑",而压力则会直接影响肠健康情况。因此,对于每一个人来说,尤其是上班族保持充足的睡眠至关重要,对于减轻工作压力和预防肠病有很大作用。

睡眠过多同样有害肠健康。不少上班族在双休日喜欢"补觉",一觉睡醒都到了中午。此时已经是腹中空空,如赖床不起,势必打乱肠胃消化功能的规律,时间一长,肠胃黏膜将受损,更容易诱发肠胃疾病。

睡眠不好与肠胃功能紊乱有很大的关系,中医有"胃不和则卧不安"的说法。绝对不应自行服用催眠药物,甚至依赖药物。

为什么说皮肤是肠道健康的晴雨表

很多人都不明白肠道健康对肤质的影响有多大？答案是：人的皮肤需要营养才能维持健康；饮食是营养的源泉，而肠道则是饮食摄入的“生命线”。肠道功能直接关系皮肤的健康，皮肤是肠道的晴雨表。

可以说：肠道有问题，皮肤必然有问题！要想皮肤好，就要重视肠保健。除了多吃对皮肤健康有帮助的食物外，还必须减少所吃进去的毒素，减轻肠道负担。这包括少吃高温烹炸的食物，例如所有烘焙食品，炒、油炸或烤到焦黑的食品，这些食物里都含有危害皮肤的毒素。最好吃水煮、蒸、稍微烤过的食物或生食新鲜食物。

生食新鲜的蔬菜和水果时所得到的维生素A及维生素C等抗氧化剂对皮肤有好处。加热蔬果如果超过40℃，就会破坏其中的维生素C，因此应尽量生食；生的蔬果也含有能够促进消化、改善皮肤与肠道健康的活性酶。当然，患有肠病的时候，就要尽量避免生冷食物。

要留意皮肤在进食之后的反应。如果冒出痘痘或疹子，就表示你吃了肠道无法处理的东西，有害物质从皮肤“找出路”了。

日常生活中尽量从糙米和各种完整谷类的食品中摄取纤维，能保证每日排便顺畅，皮肤也变得干净、有光泽了！柚子、红薯、玉米等蔬果或坚果类，是很棒的防止便秘的佳品。

摄取足够的水分不但有助肠道的健康，更能提供排除体表毒素所需的汗水来源。通常可以由排便状况得知自己所需要的水分多寡。如果排便缓慢且有不舒服感，表示你需要更多的纤维与水分。

皱纹是皮肤缺乏水分、表面脂肪减少、弹性下降的结果。建议通过对饮食结构的调整以逐渐消除皱纹，延缓皮肤衰老，具体可注意以下几点：

多吃富含硫酸软骨素的食物 饮食中如果缺乏硫酸软骨素，皮肤就会失去弹性，出现皱纹。软骨素主要存于鸡皮、鱼翅、鲑鱼头部等软骨内。

多吃富含核酸的食物 核酸是一种葆春物质，它能延缓衰老，又能健肤美容。含核酸丰富的食物有鱼、虾、动物肝脏、酵母、蘑菇、木耳、花粉等。

多吃酸牛奶和肉皮 酸牛奶中含酸性物质，有助于软化皮肤的黏性物质，能去掉死亡的表皮细胞，在此过程中皱纹也可消除。多吃肉皮，能使贮存水功能低下的组织细胞得到改善，同时人体可利用肉皮中的营养物质充分合成胶原蛋白，减少皱纹使皮肤保持光滑。

小贴士

有一养颜方可帮助更好地去除皮肤皱纹：鸡骨汤去皱。吃鸡时，把剩下的鸡骨熬汤（鸡皮最好加在一起熬），营养丰富。常喝这种汤，有助于消除皮肤皱纹，使肌肤细腻。

不容忽视的“求救信号”

在消化过程中，小肠吸收营养，大肠主要功能是分泌大肠液、合成某些维生素、吸收水分及无机盐、贮存食物残渣、形成粪便和排泄等。肠道可以说是身体健康的显示器，一旦肠道健康状况受到威胁，身体便会发出“求救信号”，提醒我们对肠道健康进行维护，我们要关注自己身体的这些“信号”，积极的措施足以化解小疾患于无形。

信号1：便秘 短期便秘是肠道健康亮起红灯的警讯，长期便秘则是肠道健康的无形杀手。长期的便秘（即习惯性便秘），会因体内产生的有害物质不能排出，从而引起腹胀、口臭、食欲减退和易怒等症状。久而久之，还会引起肠炎、痔疮、直肠溃疡，甚至肠癌等诸多疾病。

信号2：腹泻 一提到腹泻，大家都会浮现出一天冲进厕所好几次的情景。但实际上，腹泻几乎与排便的次数无关，即使一天只排便一次，如果大便呈泥状或水状，就是腹泻；一天上两三次厕所，但如果是有形状的大便，就不能称为腹泻。我们要警惕慢性腹泻！一些疾病的早期表现不典型，有时可能只表现为慢性腹泻，例如大肠癌、溃疡性结肠炎等。

信号3：大便异常 排便异常是指排便不适和身体不适，近期有明显的排便次数的改变，大便颜色的改变及大便性状的改变，如便秘、腹泻、大便带血、黏液脓血便、黑色柏油样便或白色陶土样便等，这些是身体发出的报警信号，需要特别注意。

信号4：屁臭 人吃下去的食物在肠道菌群的作用下发酵、腐败，便会产生一些气体，形成屁。高蛋白饮食时，食物在腐败时会产生大量硫化氢（臭鸡蛋的味道），所以有特殊臭味。一般吃得越香（肉类、油炸食品）放屁也越臭，吃粗米淡饭臭味就小些。如果屁多，且经常有臭味，则说明蛋白质饮食吃得过多了，肠道负担太重了，应减少或立即改为素食，以防止发生肠道疾病。

念好“肠道保健经”

好的肠道是我们身体健康、延年益寿的法宝。因此，“肠道保健经”需要天天念。

膳食结构要均衡 一日三餐的饮食应做到粗细搭配，荤素都吃，尤其是要常吃些全谷类、薯类、豆类、蔬菜瓜果等富含膳食纤维的食物。膳食纤维不仅能促进肠道蠕动，加快粪便排出，而且能抑制肠道内有害细菌的活动，加速胆固醇和中性脂肪的排泄，有利于肠道内微生态环境的稳定。这与古代医家提出的“要想长生，肠中常清”的道理是一样的。

维护肠道菌群平衡 肠道是人体内最大的微生态环境，维护肠道菌群平衡，是保证肠健康最简单而有效的方法。

淡泊宁静平常心 情绪的好坏关乎胃肠的健康。诸如过度紧张、焦虑、压抑、恼怒、忧愁等不良情绪，皆可导致肠道生理功能发生紊乱，引起肠道内微生态环境失衡。因此，要学会调控情绪，保持一颗淡泊宁静的平常心，对维护肠道内环境稳定大有裨益。

腹式呼吸经常做 肠道系统是人体最主要的毒素存留地，粪便里的细菌量是惊人的，粪便的滞留，不但加速了细菌的繁殖，并且增加了毒素的吸收。腹式呼吸能促进肠蠕动，加速毒素的排出，是最有效的“通便药”。

适度运动肠道好 可选择喜爱的运动项目，并持之以恒地参加锻炼，还可常揉腹等，有利于促进肠道蠕动，加速排出粪便，防止肠道老化。

小贴士

肠病是百病之源，肠癌死亡率在某些发达国家已经急升至癌症的第二位。除了肠癌外，高血压、高脂血症、肝硬化等疾病皆与肠道密切相关。

十四、药膳佳品 为肠减龄

从肠保健的角度来说，肉和脂肪性食品应尽量少吃，多吃富含膳食纤维的食品，如芹菜、番茄、卷心菜与黄瓜等。此外，水果也是十分重要的膳食纤维来源，尤其是香蕉、苹果、桔子和葡萄。特别是中老年人吃水果以多样化为宜，这样可保证体内有充分的膳食纤维摄入。

呵护肠道饮食指南

肠道是身体的健康中心，肠道的功能远不止消化、吸收、排泄这么简单。肠还有神经元，肠道会思考、会感受、还会表达它的情感，对待肠道要像对待自己的爱人和孩子一样，懂得呵护。

呵护方法一、聪明喝水，为肠道做基本保养。

• 安排好8杯水的时间。起床后喝两杯水很重要，不但补充夜晚流失的水分，而且刺激肠道，让便意顺利出现。然后上午、下午各喝两杯水。入浴前、就寝前应各喝1杯，不要怕睡前喝水，因为睡觉时会流失大量水分，血液变黏稠，更容易出现心血管问题。

• 含糖饮料会加速肠道老化，应避免或少量饮用。温白开水对身体最好，而摄取过多的糖水会加速肠道老化，所以不要大量饮用可乐、汽水、果汁等含糖饮料。

呵护方法二、摄取乳酸菌，快捷维持肠道健康。

★ 每天必喝1～2杯乳酸菌饮料。这是因为，乳酸菌饮料是调节肠道健康的捷径，可以有效促进肠道蠕动，促进消化分解等。1杯乳酸菌饮料基本上就包含了50亿个乳酸菌，可以有效地改善肠道环境。

★ 餐后摄取。因为用餐后胃部酸度较低，对乳酸菌杀伤力较低，乳酸菌存活率较高地通过胃部，到达肠道，发挥其功效。

★ 慎选好菌群的乳酸菌饮料。好菌群是指有超强活性的有益菌，因为活的有益菌才能在肠道发挥整肠健胃的功效，并能在人体内保持超强活性，调节肠道健康。

★ 冷柜保存很重要。乳酸菌不耐热，不耐氧气，买乳酸菌饮料一定要挑放在冷柜里的，而且买后放置在常温下最好不要超过两个小时，开瓶后也应在两小时内饮用。

呵护方法三、多吃纤维食物，呵护肠道不可少。

• 每天至少吃30克纤维食物。富含纤维的大体积食物会在肠内发胀，从而提高大便容量。此外，它还能缩短大便在肠内停留的时间，消除便秘隐患，有毒物质和致癌物质也会因此减少与肠壁的接触。富含纤维的食物包括糙米、木耳、海带等。

• 选择高纤维食物比水果沙拉效果好。

• 水溶性纤维及不溶性纤维都要摄取。水溶性纤维指蔬菜中的果胶、海藻中的海藻酸等，它们能溶于水中，成为胶体状。而不溶性纤维是指粗粮、豆类中所含的纤维素、木质素等，它们虽不溶于水，但能吸附大量水分。这两种纤维在肠道中都能促进有益菌生长，吸水，增加粪便体积，促进排便，并帮助排除胆固醇、毒素等，好处多多。

• 可以补充高纤保健品，但是需大量饮水。一般来说，每进食一匙纤维食物，至少要饮150毫升水，否则大体积食物将无法发胀而产生积极作用。餐前吃，可以顺带降低食量，达到减肥的效果。

小贴士

苹果之所以有止泻和通便的双重作用，是因为苹果中含有鞣酸、果胶、膳食纤维等特殊物质。未经加热的生果胶可软化大便，与膳食纤维共同起到通便作用。而煮过的果胶则摇身一变，不仅具有吸收细菌和毒素的作用，而且还有收敛、止泻的功效。因此，建议便秘的患者多吃一些新鲜的苹果（每日早晚可空腹吃苹果 1～2 个），而腹泻的患者不妨把苹果煮熟了再吃。

夸夸肠内"清道夫"

膳食纤维是维护人体肠健康的"功臣"，它具有多种理化特性和生理功能，包括增加粪便的体积和重量；具有促进细菌发酵的作用，使肠道内有益菌增加等。其作用还表现为以下这些方面。

多重功能 膳食纤维经结肠细菌酵解后，可调节神经系统功能、平衡激素水平、刺激消化酶分泌等。此外，它还可直接扩张血管，促进结肠血液循环。如果膳食中缺乏膳食纤维，则可引起肠道结构损害和功能障碍，使得溃疡性结肠炎等发病的危险性增加。

防治便秘 长期便秘对人体危害很大，可引起直肠脱垂、肠梗阻等并发症。便秘的原因十分复杂，但主要是因生活习惯不良造成的，饮食中缺乏膳食纤维即为重要原因之一。膳食纤维能够吸收和保持肠道水分，软化大便，同时也能促进胃肠蠕动和消化液的分泌，缩短食物在肠道的滞留时间，从而产生了通便，预防了便秘。

清毒排废 在肠道内常会产生一些有毒物质，这是正常的生理现象。但是，如果长期便秘，大量毒性物质在人体内积聚，超出肝脏解毒能力，就会引起口苦、口臭、腹痛、腹胀等慢性中毒症状。而膳食纤维可以通过促排便协助人体清除肠道内的毒性物质。

消解脂肪 膳食纤维有促进脂肪分解的作用，能抑制肠道对脂质的吸收，从而达到减轻体重之效。服用膳食纤维会产生饱腹感，可减少食物的摄入量。

降低血糖 膳食纤维有一定黏度，可降低餐后血糖升高幅度。

小贴士

膳食纤维是名副其实的肠内“清道夫”，它可将各种毒素吸附、稀释、包裹，并促使其迅速排出体外。膳食纤维通过清除肠道内致癌物，可以有效地预防肠癌的发生。

饮食好习惯焕发肠道活力

下面十种饮食习惯，会让你拥有年轻健康的肠道：

- 早上起床后空腹喝一杯300毫升温热的白开水；
- 早起喝水时最好加上一汤匙蜂蜜；
- 三餐定时定量，不增加肠道负担，早、午、晚餐比例3:2:1；
- 实行慢食运动，减缓肠老化，用餐时间宜在20～30分钟；
- 天天食用五色蔬果，增强免疫力。水果最好餐前1小时或两餐间食用；
- 摄取足量食物纤维，帮助肠道代谢废物；
- 每天至少喝8～10杯水，可消除便秘；
- 选择秋葵、海带、山药、芦荟等黏稠性食物，促进肠壁蠕动；
- 摄取维生素B族，强化有益菌增生；

• 适量摄取脂肪(成人每天 2～3 汤匙),增加肠道润滑作用。

小贴士

饭后有十件事不宜立刻做，否则容易伤害肠道：大量喝水、喝汽水或茶、吃水果、抽烟、排便、看书、睡觉、唱歌、洗澡、运动或泡温泉。

健体固肠食方精选

健康的首要问题是要有一个结实的肠胃,好肠胃是人身体健康的一面镜子。推荐以下几款食疗菜谱,固肠护胃。

第一款、三色豆腐羹

原料 盒装豆腐一盒,鸡血 200 克,蘑菇 100 克,鸡蛋 1 个。食盐、清油、鲜汤、味精、水淀粉和嫩姜丝适量。

制法 熟鸡血切成 1 厘米见方的小块;蘑菇切成丁;豆腐也切成 1 厘米见方的小块,在沸水锅中焯一下捞出。鸡蛋打散在锅中做成蛋皮后,也切成丁状。炒锅上火,放入适量清油烧热,先投入嫩姜丝略煸一下,然后放入鲜汤(如没有鲜汤亦可用清水),再依次放入上述原料续烧片刻,再加入味精勾芡出锅。

用法 趁热与米饭同食。

功效 营养丰富,固肠护胃。

第二款、乌梅粥

原料 乌梅 20 克、粳米 100 克、冰糖适量。

制法 将乌梅煎取浓汁去渣,入粳米煮粥。粥熟后加冰糖适量,稍煮溶化即可。

用法 每日 2 次,温热食用。

功效 涩肠止泻。适用于久泻、不思饮食者。但急性泻痢和感冒咳嗽者禁用。

第三款、紫苏麻仁粥

原料 苏子10克、火麻仁15克、粳米100克。

制法 先将苏子、火麻仁捣烂，加水研磨，滤取汁，与粳米同煮成粥。

用法 随意服用。

功效 润肠通便。适用于体虚肠燥、大便干结难解者。

第四款、豆腐素蒸包

原料 面粉400克，面肥100克，蒸好的豆腐400克，水发海米10克，粉条20克，油菜30克，盐10克，味精2克，葱10克，姜10克，植物油20克，碱适量。

制法 面皮制法同一般包子。锅内加水烧开，将粉条放入烫软后斩成细末，加入油菜、豆腐、海米、葱、姜斩成的细末和盐、味精、植物油调拌均匀即成馅。将包子捏好，放入蒸笼内蒸20分钟即成。

用法 作为主食食用。

功效 和脾胃、消胀满、宽中益气、下大肠浊气等功能。

第五款、苓大枣山药粥

原料 茯苓20克，大枣10克，山药20克，粳米50克，红糖适量。

制法 大枣去核，与茯苓、山药、粳米同煮成粥，加适量红糖调味即可。

用法 分3次佐餐食用。

功效 健肠固胃，渗湿止泻。脾胃气虚、食少便溏、体倦乏力者可经常食用。

肠喜爱的保健佳品

猪血：肠解毒“消化酶” 猪血在肠道会产生解毒作用的物质，当肠道内有金属微粒时，猪血就会和这种物质发生反应，并缩短有毒物质在人体内逗留的时间，最终让其直接排出体外，将其对身体的危害降至最低。

推荐吃法：用猪血、鲫鱼肉、大米共煮粥。可以放些姜，去除鲫鱼肉的腥味，每天1小碗可以预防结肠癌并有效帮助肠道清毒。

芹菜：肠“快乐兴奋剂” 芹菜在经过肠内消化时可以产生木质素，这是一种很强的抗氧化剂，能有效抑制肠道内产生致癌物，并加快粪便在肠内的运转时间，让肠道快乐起来，并保持健康的运动节奏。

推荐吃法：用芹菜切段，煮汤，汤煮沸后将食盐加入即可享用。汤鲜味美，健肠开胃。

花生：肠道“润滑剂” 花生对于强健肠道有很好的效果，这是因为花生有润滑肠道的作用。而且其中独有的植物固醇等特殊物质，也会增加肠道的韧性，提高肠道的抗病能力。

推荐吃法：每日吃20～30粒水煮花生，就能达到强健肠道效果。因为水煮花生的营养最不容易被破坏，且便于吸收，是白领人士为肠道减龄瘦身的最佳选择。

酸奶：肠动力“添加剂” 益生菌在肠内无声无息的繁衍可协助肠道抵抗有害细菌，但是随着年龄的增长肠内的益生菌逐渐减少，加速了肠道老化，唯有大量补充益生菌才能加固这道天然的防线。

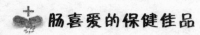

推荐吃法：一定要选择低温酸奶食用。这是因为低温可以抑制酸奶中有害菌的快速繁殖，保证酸奶中益生菌不会因为温度高

而降低活性。每日上午10点或下午3点喝一杯低温酸奶，补充体内所需肠道菌群，达到益生菌的平衡，提高肠道消化分解的效率，让肠子越来越年轻。

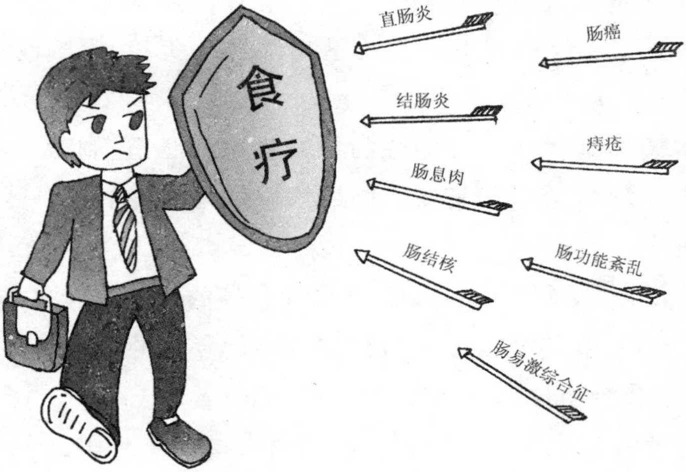

蜂蜜：肠表情“养颜液” 蜂蜜可以让肠道的表情和颜悦色，这都要归功于蜂蜜中所含的多种氨基酸和维生素。另外蜂蜜中的镁、磷、钙等营养元素可以调节神经系统，提高睡眠质量，也为肠道提供良好的休息环境。

推荐吃法：将柠檬薄片放在蜂蜜中浸泡，并放在冰箱内存储，每日清晨取出一勺蜂蜜直接泡温开水饮用，就能达到润肠、美容的功效。

肠病者慎用的食物

当肠道有疾患的时候，就要慎用以下食物，以保护我们的消化通道。

炸鸡块 油炸的食物难免是油腻并且高脂肪的，两者都对肠道有害。假如肠道有炎症的话，油腻的食物就会引起恶心或者腹泻的症状。

辛辣食物 辣椒能增加食欲，但同时也会扰乱肠道。实在嘴馋，可以采取较为温和的青椒。

巧克力 吃过量的巧克力会增加肠的负担，影响肠病康复。偶尔吃一小块巧克力是可以的。

柑橘类果汁 这种酸性的饮料会扰乱肠道，刺激敏感神经。假如空腹饮用，会引起腹痛。如果饮用加入蜂蜜的果汁水可能会引起腹泻。

生洋葱 洋葱和蒜头、韭菜和青葱等的食物都含有丰富的植物基化合物，生食可能会引起腹痛。通过煮熟的方法可以分解其中的一些化合物，减少其副作用。

薯蓉 如奶油般的薯蓉，容易入口，但过量食用，则会感觉肠胃不适了，因为里面除了糖，还添加了牛奶、奶油等成分，肠胃不堪重负。

雪糕 对乳糖过敏的人一定要禁食雪糕。即使不对乳糖过敏，吃过量的雪糕也会引起腹痛、腹泻等。因为雪糕含高脂肪，而脂肪比其他食物更难消化。

生西兰花和卷心菜 这些富含纤维素和营养素的蔬菜毫无疑问，但生食它们会在肠道中产生气体。解决的办法十分简单，就是将这些蔬菜煮熟，或用沸水焯一下，这样能够分解一些会产生气体的物质。

桃子 脾胃虚弱以腹泻为主要表现的人不宜多食桃子，否则容易加重肠胃负担。此外，没有完全成熟的桃子最好不要吃，吃了易引起腹胀或腹泻。

豆类 豆类含有丰富的营养物质，但也能引起腹痛等问题。

因为分解豆类需要的酶只能在肠道的细菌中找到，但如果以往没有经常吃豆类的习惯，肠道可能没有足够的酶去消化豆类，结果就会产生气体和腹胀。解决的办法是在日常的膳食中逐渐增加豆类，这样有助于身体产生所需的酶去分解豆类。

十五、运动健肠 捍卫健康

运动可以增强肠蠕动功能，促进肠血液循环，还可以增强腹肌、膈肌、提肛肌的力量，提高新陈代谢能力，利于排便。

健肠运动法

肠道保健操做起来并不复杂，而且随处可练，具体做法如下。

准备　端立，两腿分开同肩宽，两臂自然下垂。开始：左手平端腹下，手心向上，随着慢慢吸气，手缓缓沿腹胸中线上升，至过头顶，手开始翻掌，缓缓向左侧转，并开始呼气，至手臂向左伸直手心完全向下，并继续缓缓下降至自然下垂处。然后换右手，动作与左手相同，共做 32 次。

导引　动作和呼吸与开始动作相似，两手平端，指尖相对，同时由腹下缓缓上升，至头顶向两侧分，下降至自然下垂处，反复做 16 次。

冲拳　预备姿势同开始动作。开始：半蹲，两拳眼相对放于胸正中，右拳突然向正前方平冲，冲后拳回原处，再冲左拳。两拳交冲 16 次。

转腰　双手插腰，两腿分开，顺时针转腰 4 次，逆时针转腰 4 次。

揉腹　双腿分开直立，双手平掌相叠，捂于肚脐处，先顺时针揉，再逆时针揉，各揉 8 次。

捶体 双腿分开直立，双手交替轻捶胸部左右上角，各8次；交替捶肩各8次；双手用拳背同时捶背部，由上而下次数不限；然后沿臀部往下捶至两大腿、两小腿，再回臀部往下捶，反复4次。

弯腰 双腿分开直立，向前弯腰，双手摸左脚尖两次、右脚尖两次，然后直腰，重复做4次。

举臂后看 双腿分开直立，左臂往身后藏，同时右臂上举并向左回头看右脚跟；然后右臂后藏，左臂上举，右转头看左脚跟，重复8次。

呼吸调引 双腿并拢直立，脚呈八字，双手心向上，平展腹下，指尖相对，沿腹胸中线上行吸气，至颈项部翻掌向下呼气，反复8次。

注意事项：第一、做操时可自定节拍，数出一、二、三、四……第二、做操时要求呼吸有规律，动作要缓慢柔和；第三，最好在静处做操，消除外界干扰；第四，饭前后一小时内，不宜做操。

专家提示

健肠保健操简单方便，有调节情绪、放松神经的作用。长期锻炼有助于缓解慢性肠炎各种症状、促进肠道正常功能的恢复；可作为慢性肠病患者的一种辅助治疗。在锻炼中最关键的是要有一种持之以恒的精神，否则达不到治疗的效果。

锻炼肠蠕动的九种好方法

方法一、首先去枕平卧，全身放松，弯曲膝盖，将脚抬高10～15厘米，慢慢地数到十，再放下，反复做三次，每次间歇2分钟。

方法二、身体放松，上仰。把一条腿弯曲后用两手抱住膝盖，吸气并用力地往胸前拉。再慢慢地吐气归位。另一腿动作也相同。大腿压迫下腹有助于将肠内的空气放出。睡前左、右各三次，不要过于勉强。如果经常做的话对刺激肠有帮助。

方法三、身体放松，将两脚打开与肩同宽，感觉稍微向外站立着，深呼吸后慢慢吐气。再将两手交叉手掌向外，边吸气边慢慢把手往头上伸。然后边吐气手往下放。反复做五次。

方法四、早、晚提肛、收腹，每回30～50次，刺激腹部运动。此方法忌在饱腹时练习。

方法五、爬楼梯，或在家里抬高大腿走动也可以。用意在于借大腿的肌肉运动刺激肠蠕动。

方法六、饭后半小时坐着按摩腹部100下左右，要顺时针按摩腹部，这样可以加强肠子的蠕动，有利于排便。

方法七、脚趾抓地：采取站或坐的姿势，将双脚放平，紧贴地面，与肩同宽，凝神息虑，连续做脚趾抓地的动作60～90次。在做此动作时可赤脚或穿柔软的平底鞋，每日可重复多次。

方法八、脚趾取物：每天洗脚时可在脚盆里放一些椭圆形、大小适中的鹅卵石或其他物体，在泡脚的同时练习用二、三脚趾反复夹取这些鹅卵石。温水泡脚有利于疏通经络，脚趾夹取鹅卵石可刺激局部胃经的穴位，坚持练习对胃肠病患者大有裨益。但所选取的物体表面一定要光滑，以免划伤局部皮肤。

方法九、扳脚趾：在看电视或休息时可反复将脚趾往上扳或往下扳，同时配合按摩二、三脚趾趾缝间的内庭穴。对于消化不良，有口臭、便秘的患者，宜顺着脚趾的方向按摩此穴，以达到泻胃火的目的；对于脾胃虚弱、腹泻、受凉或进食生冷食物后腹痛加重的患者，可逆着脚趾的方向按摩此穴。

小运动带来肠健康

口腔运动

口腔运动包括“口漱”和“叩齿”等鼓腮动作，其中“口漱”即空口反复鼓起两边腮部。“叩齿”即上下齿轻轻相叩。还可以用舌尖轻舔上颚、用舌头摩擦口腔内侧的牙龈、舌头在舌根的带动下在口腔内前后蠕动。这些运动只需花费少许时间，就可以让您的口腔分泌大量唾液，人就会频繁吞咽口水，这样可缓解消化不良造成的肠胃不适。此外，咀嚼口香糖也有助缓解消化不良。

揉穴按摩

身体仰卧，两下肢伸直，右手食指、中指、无名指、小指并拢，在胃部附近（包括上脘、中脘、下脘穴等）轻摩 30 次，然后用手掌心或掌根在胃部摩推 10 次，由轻到重顺时针进行。紧接着双手拇指点压两侧足三里（膝盖外凹陷处向下同射三寸处，胫骨向外 1 指节处，）2 分钟，再用拇指互掐两侧合谷穴（虎口正中 1 指节处）2 分钟。伴呕吐者，加按两侧内关穴（手腕内侧横纹向上 3 横指正中，两筋之间）1 分钟。

腹部锻炼

（1）双脚分开站立，与肩等宽，两臂左右平举。上体前屈，用左手指去触碰右脚，右臂自然上举，两腿和两臂保持伸直，吸气—还原—呼气；再换手重复以上动作。10 次为 1 组，每天做 3～5 组。

（2）双膝弯曲仰卧，脚掌平放，双手轻放于腹部进行深呼吸。吸气时尽量鼓腹，呼气时尽量收腹，反复进行。

（3）仰卧，两臂向上伸直，两腿一起上抬，膝、脚尖绷直。两腿与身体成 90 度，坚持 3～5 秒钟放下四肢。反复进行直至腹肌发酸。

(4)背对床面，双手撑床，两膝关节尽量弯曲，两脚掌蹬住床，臀部尽量上抬。反复进行直至腹肌感觉酸痛即止。

(5)站立，两脚轮流抬高，膝关节屈曲，大腿与身体成直角，然后放下，像原地踏步一样高抬腿走路。每日这样走100～250步。

(6)两手扶床跪在床上，胸部尽量向下压，腹部尽量收缩，同时呼气，然后挺胸鼓腹。每日起床时、临睡前各做10次。

(7)两臂平贴地面并紧靠两耳仰卧，靠腹肌的力量抬起上身，脸尽量贴向双膝，背部和腿部不要弯曲，吸气，然后再缓缓还原，呼气，10次为1组，做2～3组。

好肠胃离不开健肠操

第一节、拍掌(2个八拍)

调整呼吸，运用腹式深呼吸的方法。这种方法一般在太极拳、瑜珈练习以及中医养生中运用最多。方法是用腹部呼吸法，吸腹部胀，吐腹部收。

同时双手拍掌，刺激手掌有助于加速血液循环。手掌上经络非常集中，人体的12条经络中有6条都是经过手的。

第二节、踏步(2个八拍)

保持踏步姿势，用鼻子开始缓慢吸气，预热身体，活动关节以增进胸、肩及上肢的活动。

第三节、手肘碰膝盖(2个八拍)

提膝与手肘轻碰，对腹部施压，促进肠内空气的移动帮助排气，防止胃中的气体堆积，并协调直肠的收缩放松，让排便能有更规律的周期。

第四节、顺时针腹部推按(2个八拍)

以打圈手势在腹部推按，位置途经关元穴、天枢穴、水分穴，刺激穴位有效将宿便和毒素排出体外，减轻腹胀情况。配合大幅度的弯腰动作，促进将多余气体排出体外。

第五节、原地转圈（2 个八拍）

双手转圈，双脚踏步自转圈。上肢关节和全身肌肉不断地运动，保持全身血液循环流畅，从而消除上肢、胸背部因在工作中固定姿势而造成的机体局部疲劳和心理疲劳。

第六节、扭腰（2 个八拍）

站立，大动作拉伸腰部并将其转动一圈。只转动腰腹部，可训练腹斜肌，并挤压按摩大肠，以帮助大便成形、排出。

第七节、张手，顶收腹（2 个八拍）

双手打开，吸气仰胸，含胸拔背吐气。胸部的一张一收带动横膈膜的舒缩，使腹腔脏器受到时紧时松的腹压作用，对输送血液和促进肠机能活动很有帮助。同时有疏通经络、宽胸顺气作用。

第八节、点脚（2 个八拍）

用点脚动作拉伸腹部肌肉，锻炼腹部区域。动作虽简单，还需要坚持才能一直保持肠道健康。

第九节、伸展腰部

通过伸展腰部活动筋骨，放松脊柱，以达到锻炼的效果。